薬もインスリンもやめられた！

新しい糖尿病治療

崇高クリニック院長
荒木 裕

現代書林

はじめに

糖尿病は「治らない病気」というのが常識です。治らないからこそ、これだけ増加しているのでしょう。いまや潜在的患者数は８００万人ともいわれています。

では、なぜ治らないのか。それはズバリ、糖尿病の標準的な治療法が間違っているからです。どう間違っているのか。簡単にいえば、病気ではないのに病気と勘違いした治療をして、かえって悪くしているのが、いまの糖尿病治療なのです。

Ⅱ型糖尿病は、私は「病気ではない」といっています。血糖値が高いというのは、高血圧症や高脂血症と同じような「高血糖症という状態」だからです。これを病気と思ってとんちんかんな治療を続けても、血糖値は下がりません。

諸悪の根源は「糖」です。人間の身体は、この「糖」というものをエネルギー源以外に利用できません。クルマとエアコンの現代生活に慣れきった現代人の身体なら、有り余って悪さをしでかすのが当然なのです。

それなら、糖を食べるのをやめればいい。簡単な話です。

実際、当クリニックに入院して荒木メソッドによる「断糖食」を身につけた患者さんたちは、すべて血糖値を下げ、完全にコントロールに成功しています。薬はもちろん、インスリン注射もやめて、食事から糖を切るだけで、血糖値は正常に戻っていくのです。退院後も、同様です。

驚きましたか？　でも、考えてみれば当たり前の話です。

身体に余った糖は内臓脂肪となって蓄積され、インスリン抵抗性という、いま爆発的に増えている糖尿病のおおもとの原因をつくっていきます。この状態が実は、さまざまな生活習慣病の大きな原因となっているわけです。

私は、ハーバード大学で「糖代謝」の研究をしながら、この事実に行き当たりました。そして日本に帰国して加古川でクリニックを開業、食事から糖を切る「人体実験」を自ら1年間行って危険のないことを確認したうえで、糖尿病をはじめとする患者さんの治療に実践しています。みんな、簡単によくなっています。

世の中では、糖尿病は治らず、悲惨な結末のすえに早死に……という恐ろしい面ばかり強調されています。糖尿病が恐ろしいと何度も聞かされても、空腹や禁酒のガマンは大きなストレスになり、血糖値もさして決定的に安定しなければ、またリバウンドしてしまうわけです。「治らないならガマンなんてしたくない」というのは当然でしょう。
難しいことはありません。ただ糖をやめればいいのです。空腹を強いる必要も、禁酒も、必要ありません。それだけで一般に思われているよりもずっと簡単に、血糖値は下がっていきます。

本書の目的は、糖尿病で困っている読者のみなさんに、その「哲学」と「方法」をしっかり伝授し、本気で糖尿病を治してもらうことにあります。

なお、本書第2～4章の終わりに、当クリニックで重い糖尿病を克服され、退院後も断糖食を実践して元気に第二の人生を歩んでおられる3人の患者さんのレポートを付しました。これらは現代書林編集部の取材・執筆によるものです。

著　者

はじめに

第1章　糖をやめて肉をしっかり食べれば、糖尿病は治る！

第2章　エスキモーは糖尿病にならない

第3章　ハーバード大学での研究成果「荒木メソッド」

第4章　家庭で実践しよう！「荒木メソッド」

第1章

糖をやめて肉をしっかり食べれば、糖尿病は治る！

現代人にとって糖は「よくないもの」である

本書のスタートの前に、まず「糖とは何か」ということを共通理解しておきたいと思います。

「糖」とは何か

まず、糖といえば「甘いもの」です。ケーキ、和菓子、クッキー、チョコレート……。そういうものが「糖」だと思っている人は多いでしょう。もちろん正解ですが、しかしそれだけではありません。

たとえば、ニンジンは低カロリーの緑黄色野菜だからヘルシーだと思って、サラダや野菜ジュースにして積極的に摂取している人が少なくありません。糖尿病の患者さんにも、たくさんいます。

おふくろの味こそ生活習慣病の予防食だと信じて、ダイコンやサトイモの煮物、タマネギの含め煮をせっせと食べて、「これが私の健康法です」などという人もいます。あるいは「粗食がいちばん長生きできる」と信じて、おいしい肉や魚介類は食べずにサツマイモの煮っころがしや、ダイコンの煮物をありがたがって食べている人もいます。ニンジン、ダイコン、サトイモ、タマネギ、サツマイモ、ジャガイモ。こうしたいわゆる根菜と呼ばれる野菜にも、「糖」はたっぷり含まれています。

根菜ばかりではありません。キャベツ、白菜、レタスなどの葉野菜も「糖」だらけです。よく煮てみると、これらの野菜がどれだけ甘いか、わかると思います。キュウリ、ナス、トマト、カボチャといった実ものも同様です。

野菜はすべて、立派な糖の食品なのです。

果物などは、最悪です。

入院中の糖尿病の患者さんが、全体の総カロリーを落とした制限食で、最後にデザートの果物をひとかけら食べるのをよく見ると思います。果物の糖は、そのまま即座に吸収されて血液中に取り込まれ、インスリンも効きませんから、ほんとうは糖尿病の患者さんは絶対に食べてはいけないものなのです。果物は新鮮な健康食と考えられていますが、非常に糖が多く危険な食べものです。

「ご飯やパンや麺類は大丈夫だろう」と思うかもしれません。しかし、これも草の実を原料とした食品で、大部分が糖です。炭水化物というかたちになっていますが、人間が食

食品成分表（100 g中の糖の量）

名称	単位 g	名称	単位 g
食パン	48.0	うどん	20.3
フランスパン	57.7	そうめん	25.4
クロワッサン	37.9	中華めん	29.3
アンパン	55.3	スパゲッティ	28.3
ジャムパン	60.5	小麦胚芽	47.0
ホットケーキ	51.6	精白ごはん	31.7
ゆでとうもろこし	19.7	もち	50.1
ポップコーン	58.2	赤飯	36.8
蒸しサツマイモ	29.2	ビーフン	79.7
サトイモ水煮	12.0	そば	25.8
ジャガイモ水煮	16.0	はるさめ	84.6
ポテトチップス	52.6	はちみつ	79.7
かしわ餅	46.1	カボチャ	17.0
カステラ	60.8	カリフラワー	3.9
きび団子	73.4	キャベツ	4.9
きんつば	58.6	タマネギ	7.1
タルト	60.6	たけのこ	6.7
どら焼	58.5	根深ねぎ	5.9
くり	34.2	パセリ	6.4
せんべい	89.3	ほうれん草	3.9
あられ	84.0	もやし	2.5
ショートケーキ	48.3	らっきょう漬物	31.0
ドーナッツ	50.5	いちご	7.5
マロングラッセ	76.7	いちじく	10.4
落花生	16.7	ネーブルオレンジ	11.6
いんげんまめ	23.2	柿	15.5
えんどうまめ	22.7	グレープフルーツ	8.9
そら豆	16.8	スイカ	7.9
きな粉	26.4	梨	10.1
木綿豆腐	0.8	バナナ	22.6
絹ごし豆腐	1.7	びわ	11.2
糸引き納豆	9.8	りんご	13.1
豆乳飲料	10.1	ぶどう	14.4
生湯葉	4.1	ポンカン	10.2

べたとたん唾液や消化液に含まれる酵素によって糖に換えられ、砂糖とまったく同じ糖として吸収されていきます。

ちなみに、お茶碗1杯のご飯には、約32グラムもの糖が入っているのです（右表）。お菓子に使われる砂糖も、野菜の糖も、ご飯の糖も、みんな植物が光合成によってつくるものです。つまり「植物＝糖」と考えて差し支えありません。

この本でいう「糖」とは、決してお菓子や甘い清涼飲料水だけのことではありません。植物（野菜・穀類・芋類）はすべて「糖」である。このことを、まず覚えておいてください。

ただし、炭水化物のなかには「繊維」というものも含まれています。これは繊維を消化する酵素がなく、吸収できないので、そのまま便として出ていきますから「糖」ではありません。

なぜ「ヘルシーな食事」で糖尿病になるのか

糖（炭水化物）は、3大栄養素の一つとして習ったはずです。しかしこれは、どう贔屓《ひいき》目《め》に見ても、糖を高く評価しすぎています。

なぜなら、糖という栄養は、私たちの身体をつくる原料とはならず、ただエネルギー源としてしか使うことができないからです。だから糖は必須栄養素ではないのです。糖は体内でタンパク質や脂肪からもつくられますし、肉や魚にも糖は含まれています。したがって、飢餓ということがありえない普通の現代人の生活では、もはやエネルギー源以外に使い道のない糖は、まったく必要のない栄養になっているのです。

一方、タンパク質や脂肪のもとになる物質（アミノ酸や脂肪酸）には、人間が体内でつくることができないものがあります。これは、食事で摂取しなければ健康を害してしまう必須栄養素です。

これら「必須アミノ酸」や「必須脂肪酸」は私たちの血となり肉となり骨となる元の材料で新陳代謝に欠かせないものですから、重要な栄養であるのは当然です。それに比べて糖は、現代人はまったく摂取しなくても健康を害することはありません。それどころか、食事から糖を完全にシャットアウトすると慢性的な病気や症状が改善して逆に健康になってしまうのです。糖は、人間の身体には都合の悪い面がたくさんあるからです。

いや、もっとはっきりいえば、エネルギーとして使用されない糖は、現代人にとって「毒」なのです。それなのに「肉食は病気のもと、野菜こそ健康食」とばかり、食事でせっせと野菜やご飯（あるいはパン、麺類）ばかり食べているから、日本人の糖尿病は激増しているのです。

ちょっと考えてもらえば、簡単にわかることです。糖はエネルギー源として「しか」利用できません。そんな糖を、お腹に脂肪がたまって、内臓のまわりにもたっぷり脂肪がついているのに、まだ主食にしているのが日本人です。そんな食事をずっと続けているから、糖の悪いところばかりが表面に現れてくるのです。

では、糖というのは、なぜよくないのでしょうか。

Ⅱ型糖尿病は病気ではない。治療法などない

私たちの身体にとってエネルギー源となる栄養は、糖のほかに脂肪やタンパク質があります。糖は、瞬間的にエネルギーに換えることができるので、エネルギー源としては都合がよいものです。

しかし、血液中に入ったけれどもエネルギー源として使われなかった糖は、困った存在になります。タンパク質（アミノ酸）や脂肪（脂肪酸）のように身体の材料として使えませんし、汗や尿から体外に出すこともできません。そのまま血液中に置いておくと（高血

糖の状態にしておくと）神経や血液のタンパク質にくっついて組織をボロボロにしてしまいます。動脈硬化による心筋梗塞、腎臓病、足先の壊疽、網膜症といった糖尿病のおそろしい合併症は、そのように糖が血管や神経をボロボロにして起こすものです。

ところが人間の身体はうまくできていて、食後は膵臓からインスリンというホルモンが分泌され、血液中の糖を細胞のなかに入れてしまうのです。細胞は、ただ血液中に糖が流れていても見向きもしませんが、そこにインスリンが一緒にあることがわかると、糖を内部に入れるのです。その結果、高くなった血糖値は急速に下がります。

Ⅰ型糖尿病というのは、感染症などによって膵臓が障害を受け、インスリンが出なくなってしまったれっきとした「病気」です。インスリンが出ないから、食後の血糖値が下がることはありません。だから食事前にインスリン注射が必要になります。

いま莫大な数の中高年が肥満とともに発症している糖尿病は「Ⅱ型糖尿病」と呼ばれるものです。日本人は、圧倒的にⅡ型糖尿病ばかりです。

そのⅡ型糖尿病の患者さんのほとんどは、インスリンは正常に出ています。それでも血糖値が下がらないのは、インスリンがあっても細胞が反応しないからです。これが「インスリン抵抗性」という状態です。糖の摂りすぎ（肥満）、運動不足、ストレスなどが原因で細胞の活性が悪くなって、インスリンの情報を受け取ることができないのです。

インスリンは正常に分泌されていても、細胞がしらんぷりしていれば血液中の糖は細胞内に入り込めず、血糖値も下がりません。血液中の糖は、神経や血管を攻撃しますから、脳はあわててさらに膵臓に「インスリンを分泌せよ」という指令を出します。膵臓はなおも頑張ってインスリンを分泌し、血液中にはたくさんのインスリンがあふれるようになります。

それでも細胞は血液中の糖を摂り入れようとはせず、血糖値は高いままです。おまけに、血液中に増えたインスリンまで、身体にさまざまな「悪さ」をするようになります（これがメタボリック・シンドロームです）。

こうして糖尿病の患者さんの体内では、高血圧、動脈硬化、高脂血症などの火の手が次々に上がっていき、どれも消し止めることができず、これらの危険因子が複合的に影響して健康状態が急激に悪化していきます。

Ⅱ型糖尿病はインスリンがきちんと出ていることが多いのに、その治療は「インスリンを増やす」ことばかり目的にしています。治すどころか、悪化させているようなものです。

だから私は、Ⅱ型糖尿病には治療など必要ないというのです。これはそもそも病気ではなく「高血糖症」という症状なのだから、食事から糖を切るだけで血糖値は下がるといっているのです。

だからⅡ型糖尿病と診断された患者さんは、糖尿病を治そうとして治療してもよくなりません。これだけ糖尿病の患者さんが日本中に蔓延しているのは、残念ながら現在の糖尿病治療が「とんちんかん」だからです。

Ⅱ型糖尿病は治すべきものではありません。本当に治さなければいけないのは「インスリン抵抗性」です。インスリン抵抗性は、糖の摂取をゼロにすれば問題なく解決していきます。インスリンが効くようになりますから、血糖値も下がっていきます。

その当たり前のことを、いまの医療はわかっていない。そういわざるを得ません。

現代人、糖、メタボリック・シンドローム

さて、糖について、もう少し考えてみましょう。

私たちの身体は、糖を、ただエネルギー源としてしか利用することができません。しかも、あまった糖は貯蔵することも、身体の外に排泄することもできません。しかし、使わない糖を血液中に置いておくと、前述のように血管や神経がボロボロになってしまいます。

私たちの身体にとって、糖とはそれほどやっかいな栄養なのですが、一つだけ対処できる方法をもっています。それは、糖を体脂肪にして身体に蓄えておく、ということです。

体脂肪も、大切なエネルギー源です。ただし、糖のように瞬間的にエネルギーに変換することができません。呼吸で得られた酸素を使い、複雑な物質代謝を経て、ようやくエネルギーに変換されます。脂肪のエネルギーは糖のエネルギーのように瞬発的な力は出しにくいのですが、呼吸をしながら長時間にわたってエネルギーをつくり続けることができるというメリットもあります。

なによりも、エネルギー源を貯蔵できるということは、脂肪の大きなメリットといえるでしょう。

生きものは常に、食べものを確保することを目的に生きています。野生の世界では、餓死は当たり前です。人類もおそらく、長い歴史のほとんどで、食糧の確保は最大の関心事だったはずです。現在のような食べものがあふれている環境のほうが異常なのです。

簡単にいえば、私たち人間の身体も「飢餓」を前提に進化してきているわけです。

ということは、身体に貯められるエネルギー源は、貯められるだけ貯めるようにできているはずです。かつてはありえなかったことですが、いまは世の中に糖があふれかえっていて、食べようと思えば食べ放題も可能です。すると人間はどうなるか。甘いものを食べ続ければ、際限なく太っていくのです。そこにストップなど、かける必要がなかったから当然でしょう。

甘いものは、みなさん「おいしい」といい、「別腹」などといって、満腹なのにさらにケーキや果物を食べたりします。それは喫煙と同じような一種の中毒なのですが、もともと人間が甘いものを欲しがるような味覚になっていることも事実です。それはおそらく、飢餓に備えて脂肪を蓄えなければならないという環境にずっと置かれていたためでしょう。甘いものは備蓄エネルギーとなって飢餓をしのぎ、自分の命を長らえ、救うものだから、自然に甘いものを「おいしい」と感じるようになったのです。

しかし、人間は驚異的な発展を遂げ、いまの生活はどうでしょう。1日中食べものや獲物を探して歩き回って、それでも食べるものがない、などということはありません。ただし、すべての人間が現在のように豊かになったのは、わずかここ数十年のことなのです。数百万年の人類の歴史から比べれば、瞬間のようなものです。

エアコンの室内で静かに仕事をし、甘いものや炭水化物ばかり食べている現代の人間は、とうとう身体に蓄えた脂肪によって健康を害するようになってしまいました。それが、メタボリック・シンドロームです。糖尿病も、その症候群の一つです。

ひとつ自覚していただきたいのは「自分は甘いものなど好きじゃない」という人も、食事では必ず炭水化物を主食としているはずで、毎日たっぷりと糖を摂取しているということです。

一般的に推奨されている糖尿病の制限食でさえ、毎食毎食30グラム前後の糖を、ご飯やパンや麺類から摂取しています。野菜も、ヘルシーだと思っても必ず糖が含まれています。ふつうの糖よりも吸収しやすく、また血糖値にも現れない果糖を含む果物（血糖値が高い人なら絶対に口にしてはならない果物）が、デザートに出てきたりします。さらに、意味のない禁酒も強いられます。

それでも、制限食によって従来食べている糖の量は減りますから、苦労して続けていれば血糖値は少しは下がるでしょう。しかし、ずっと入院しているならともかく、この制限食は実生活では空腹で仕方ないような量です。やがて接待や宴会や出張があり、少しずつ食べる量が増え、必ず元に戻ってしまいます。血糖値も上がります。

そういうことをくり返しているうちに、合併症が始まります。あるいは、血液中にインスリンがあふれているというのに、血液中のインスリン濃度を調べることもなく安易にイ

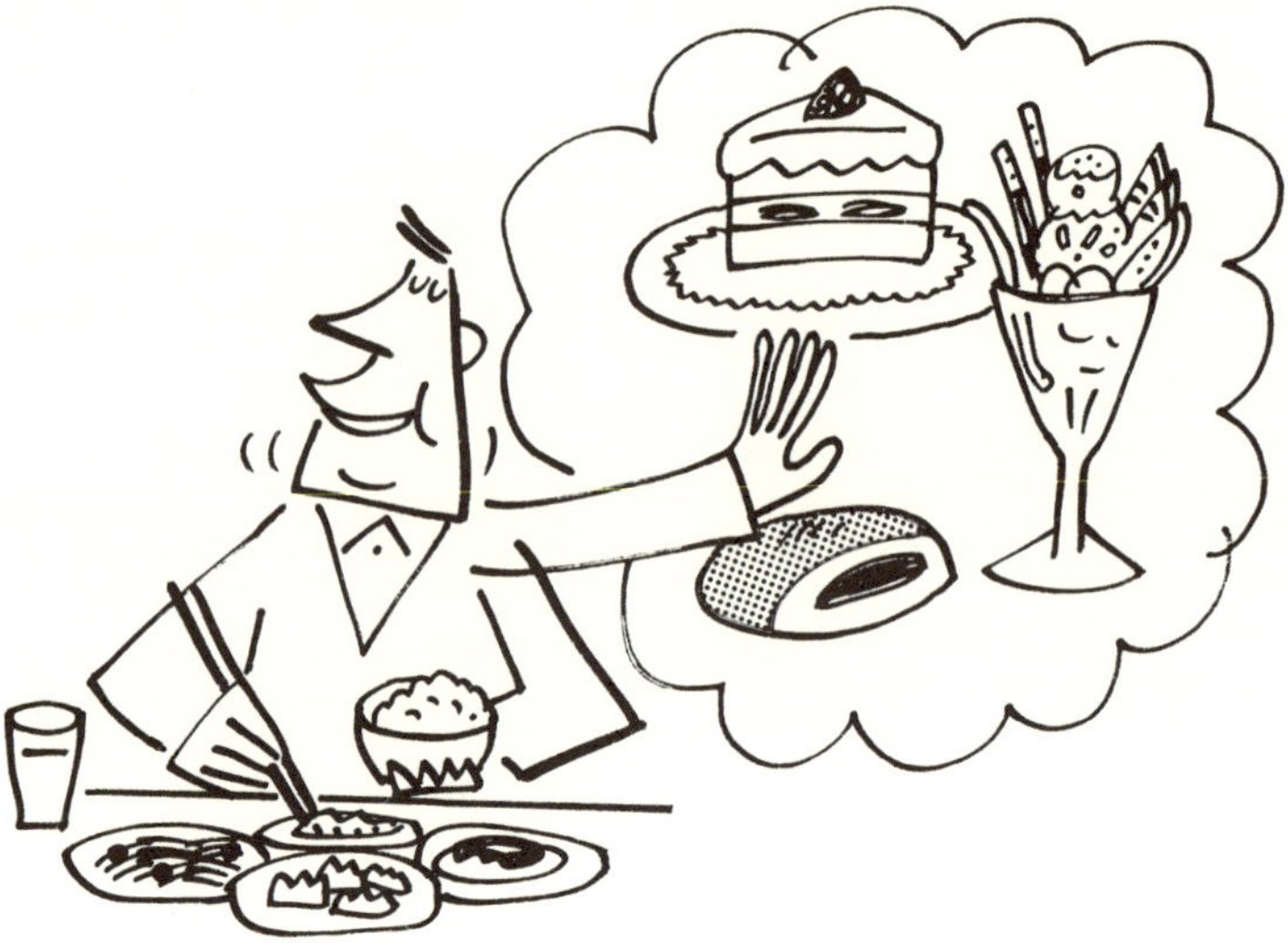

ンスリン注射をさせたりします。わざわざ健康を悪化させているとしか思えません。

糖尿病は治らないという常識は、間違っています。そもそも病気ではないし、それを治療しようとやっている方法も間違っています。

糖尿病を治すには、糖のことを考えなければなりません。それなのに、なぜ食事制限でカロリーを気にするのでしょうか。糖が血液中に多すぎるのは、糖を食べすぎているだけです。

ふつうの人より血糖値のコントロールがうまくいかなくなっているのも、糖を食べすぎている結果です。やめれば、自然に元にもどっていきます。

なぜ、糖をやめると糖尿病がよくなり、生活習慣病が治っていくのか

生活習慣病の原因は「糖」だった！

日本人のように、毎日の食事で大量の糖を摂取していると、さまざまな問題が一斉に起こってきます。糖尿病、高血圧、脂肪肝、高尿酸血症（痛風）、そして動脈硬化です。

これらの病気や症状は、糖をたくさん摂取する習慣を続けていると中年になって始まってきます。そしていったん発症すると、それぞれの病気や症状が互いに悪影響を与え合い、雪の玉が坂道を転がるように悪化がエスカレートしていきます。

そして行き着くところが、心臓病、腎臓病、網膜症、脳梗塞、ガンといった、取り返しのつかない大病です。

現代人にとって、糖はそれほど恐ろしいということを知らなければなりません。

糖をやめて、体内から余分な糖を追い出してしまうと、多くの人間は必ず健康になっていきます。いま冒頭にあげた病気や症状は、確実に改善に向かいます。人間の身体とは、そのようにできているからです。

私は、実際にそういう患者さんをたくさん見てきました。糖をやめるだけで、インスリン注射など、簡単にやめられる患者さんばかりです（インスリン注射は、そもそも必要ないことが多いのですが）。

当クリニックに入院した患者さんは、２週間（患者さんによっては3週間）かけて荒木メソッドの断糖食を実践します。すると、だいたいどのようなものを食べてはいけないのか、どういうものは積極的に食べるべきなのか、ということが理解できるようになります。

そして退院後もその食事方法を、おおかた守って生活していくことができます。半年もすると、体重が適正範囲に戻る（あるいは近づく）ことはもちろん、血糖値、血圧、血中脂質、尿酸値などの値が大幅に改善していきます。肝臓機能の数値もよくなります。漢方薬は処方しますが、薬は原則的に服用しません。

身体に入れていた大量の糖をやめ、適度な運動を行うことで、体内から余分な糖を代謝させてしまうだけです。それだけで、糖尿病をはじめ、治りにくい生活習慣病とさまざまな症状が消えていきます。それだけ、糖というのはよくない、ということです。

身体から糖がなくなると、なぜ生活習慣病が治っていくのか。誰でもわかる簡単な理屈ですから、ぜひ覚えておいてほしいと思います。

糖摂取過多が引き起こすインスリン抵抗性

メタボリック・シンドロームの原因は内臓脂肪である、ということは、いまや多くの人が知っています。毎日の食事で摂っている主食（ご飯、パン、麺類など）に含まれる炭水化物が「糖」であることも、誰でも知っています。しかし、その脂肪をつくっているもとが「糖」であるということは誰も指摘しません。

「メタボリック・シンドロームに注意しよう」ということは騒がれているのに、なぜそういうことが指摘されないのか、私には不思議でなりません。

くり返しますが、エネルギーとして利用できなかった糖は、体内で脂肪として蓄えられます。まず筋肉に貯められ、内臓脂肪に貯められ、皮下にも貯められます。身体には脂肪の備蓄量の制限はなく、人間の身体は糖を食べ続けるかぎり、かぎりなく体脂肪を増やしていき、200キロでも300キロでも死ぬまで太り続けます。これは、人間の身体が糖をコントロールできない証拠です。

そこまで病的な肥満ではなく、日本人のような比較的スマートな体型であっても、中年以降になって体脂肪（とくに内臓脂肪）が増えると、さまざまな問題が起こってくるようになります。その始まりが、先ほど述べたインスリン抵抗性です。

この「インスリン抵抗性」は大切なので、もう一度おさらいしておきましょう。

インスリンというのは、血糖値を下げさせるためのホルモンです。具体的には、血液中の糖を細胞のなかに入れる働きをしています。細胞は、インスリンがいなければブドー糖を細胞内に入れることができません。

インスリン抵抗性とは、正常なインスリンが正常に分泌されているにもかかわらず、全身の細胞が糖を受け入れない状態です。細胞が、そこにインスリンがいるということに気づかないのです。そのためにインスリンは効かず、血糖値も下がりません。これは膵臓やインスリン自体の問題ではなく、全身の細胞の問題です。

脂肪細胞は、通常の大きさであればインスリンが働きやすいような物質（アディポネクチン）を出しています。ところが、炭水化物や甘いものをいつも食べている人は糖が余り、それを脂肪に換えて脂肪細胞のなかに蓄えられるようになります。すると太った脂肪細胞は逆にインスリンを働かせないような物質（TNA－αや遊離脂肪酸）を出してインスリン抵抗性をつくっていくのです。

インスリン抵抗性があると、いくらインスリンが出ても血糖値が下がらないので、脳は糖の害から身体を守るために、さらに膵臓に対してインスリンの分泌を促し、血糖値を下げようとします。このためインスリン抵抗性がある人の血液中にはインスリンが多くなり、「高インスリン血症」となります。

血液中には、糖ばかりではなく、インスリンもあふれてきたわけです。この多すぎるインスリンが、どれだけ悪いことをしているか。そこがいちばんの問題です。

インスリン抵抗性というのは、血糖値が下がらないわけですから、Ⅱ型糖尿病の別名のようなものです。糖を摂りすぎるからインスリン抵抗性が起こって、必ず高インスリン血症となっていきます（それが何十年も続けば、膵臓が疲弊して、今度は本当にインスリンの分泌量が少なくなっていきます）。

この高インスリン血症の状態では、合併症のリスクを高めるさまざまな問題が、患者さんの体内で勃発し始めます。体内のあちこちで戦火が上がり、それを鎮めるために、糖尿病の患者さんはさまざまな薬を服用しなければならなくなるのです。

第一に、高血圧です。

高血圧の原因は塩分ですか？

「高血圧症の原因は何ですか？」と聞くと、たいていの人は「塩分の摂りすぎ」と答えます。これは正解のようですが、高血圧を引き起こしている大きな原因の一つに「血液中に増えすぎたインスリン」があります。

たしかに、体内にナトリウム（塩分）が増えすぎると、電解質のバランスを整えるために血液中の水分が増え、その結果として血圧は上がります。より多量の血液を全身に巡らせるためには、それだけ強い力を必要とするからです。

しかし、日本人の塩分摂取量は年々減少しているのにもかかわらず、高血圧症の患者さんは増えています。塩分摂取量を減らしているのに血圧が下がらないということは、体内の不要なナトリウムを体外に排出する機能がおかしくなっている、ということです。電解質の代謝（ナトリウム量の調節）がうまくできていないのです。

そこに、増えすぎたインスリンが関わっていることがわかっています。

腎臓には、血液中の電解質のバランスを調節する役割もあります。しょっぱいものを食べたあとは、のどが乾きますね。体液の塩気を水増ししてバランスをとるわけですが、腎臓でも多すぎるナトリウムを漉し取って尿に捨てています。この意味でも、水分を十分に摂ることは大切なのです。

ところが、血液中に増えすぎたインスリンは、この腎臓の濾過機能を阻害します。捨てるべきナトリウムを捨てられなくなるので、たとえ減塩しても血液中のナトリウム濃度は上がって高血圧を招きます。

さらに、インスリンは自律神経の交感神経を刺激する作用があります。緊張したときに心臓がドキドキするのは交感神経の働きです。この交感神経が刺激されることによっても、血圧は上がります。

糖尿病の人は、普通の人に比べて心臓病を起こすリスクが高まっていますが、それはインスリン抵抗性による高インスリン血症から、どうしても高血圧を起こしやすいからです。高血圧は動脈硬化を起こし、さらに心臓病のリスクを高めます。それはもちろん、腎症や足先の壊疽、網膜症も同様です。

痛風は「贅沢病」ではない

「野菜をやめて肉や魚ばかりの食事にしたら、痛風になりませんか？」

そう聞かれます。「なぜですか？」と聞くと、「だって肉やビールにはプリン体が多いでしょう」と返ってきます。

プリン体は、細胞の核に含まれるＤＮＡの主成分で、エネルギー伝達物質のもとになる大切な栄養です。プリン体は、肝臓で尿酸に分解されます。尿酸という物質は、血液中に増えすぎると足の指の関節などにたまって激痛を起こします。これが痛風です。

この関連から、プリン体を多く含む食品（肉、魚介類、ビールなど）は痛風に悪いとか、うまいものばかり食べていると痛風になると信じられています。だから、痛風の患者さんは肉やビールを我慢しています。医師でさえ、そのように指導しています。

しかし、痛風というのはほとんどが代謝のトラブルであって、プリン体を多く含む食べものとはあまり関係のない病気です。むしろ、高血圧と同じように、高インスリン血症の状態が痛風を引き起こしていることが少なくありません。痛風も、やはりメタボリック・シンドロームの一つなのです。

なぜ、痛風が代謝の異常で起こるのでしょうか。それは、私たちの体内では、食べものから摂取した尿酸の倍以上もの尿酸が、いつも発生しているからです。この不要な尿酸を捨てる腎臓機能がインスリンによって阻害されると、痛風が起こってきます。

尿酸が体内でつくられていると聞くと、不思議に思う人が少なくありません。しかし、それは当たり前のことです。

尿酸というのは、すべての細胞に含まれているDNAのおおもとの原料です。私たちの体内の60兆もの細胞のそれぞれに、尿酸のもとは存在しています。この60兆もの細胞は、新陳代謝によって常に新しい細胞に生まれ変わっています。脳細胞など一部の細胞をのぞいて、人の身体はだいたい4カ月で全身の細胞が新しく入れ代わりますから、体内では4カ月ごとに60兆近い細胞が壊れ、新しくなっているのです。

細胞は袋状になっていますから、壊れると内容物がバラバラになり、血液中に運ばれて「廃棄物」として処理されます。そこには尿酸もあります。こうして尿酸は常に血液中に発生しては、腎臓で漉されて尿に捨てられ、血液中に適量（100cc中に7mg以下）が残るようにコントロールされているものなのです。何を食べようが、それは変わりません。

もちろん、血液中には、食品に含まれるプリン体が分解されてできる尿酸もあります。しかしその割合は、血液中のすべての尿酸の3割にすぎません。高尿酸血症（痛風）の原因のほとんどは、プリン体の食べすぎよりも尿酸代謝の異常にあるわけです。

血液中に増えすぎたインスリンは、腎臓が尿酸を漉して捨てる機能を阻害します。インスリンの悪さのために、あとからあとから発生する尿酸を尿に捨てられなくなった、その結果として高尿酸血症が起こっているのです。

糖尿病の人に痛風が多いのは、このためです。高尿酸血症は腎臓もいためるので、ここでも合併症のリスクが上がることになります。

糖をやめると動脈硬化も遅くなる

動脈硬化は、心臓病の直接的な原因となります。心臓病の危険因子としてはほかに高血圧や糖尿病や肥満がありますが、動脈硬化はそれらの病気や症状とは大の「仲よし」で、一緒になって加速度的に「心筋梗塞」という結末に向かっていくのです。

この動脈硬化の進展にも、糖の摂りすぎは直接的に作用しています。

動脈硬化の原因といえば、誰もが「コレステロール」と答えるでしょう。しかし最近は、必ずしもコレステロールが単独で悪さをしているとは考えられてはいません。コレステロールをＨＤＬ（善玉コレステロール）とＬＤＬ（悪玉コレステロール）に分けて考えれば、むしろＬＤＬが多いことよりもＨＤＬが少なすぎることのほうが、動脈硬化にはよくないともいわれるようになっています。

そもそもコレステロールが悪いといわれるのは、血管に付着して動脈硬化を進ませるからです。しかし、健康な血管というのは表面がツルツルですから、たとえ動脈硬化が進んで硬くなっていたとしても、流れている血液からコレステロールがそこにくっついて溜まっていくということは考えにくいのです。

そこで、アメリカではかなり以前から、コレステロールとはまったく別の角度から「動脈硬化の原因が検討されています。つまり、「動脈硬化とは細菌感染による炎症ではないのか」という研究です。動脈の血管が細菌に感染し、その傷にコレステロールが付着して動脈硬化が進んでいくのではないか、ということです。

これは非常に信憑性の高い報告でした。というのは、動脈硬化のある患者さん、とくに心筋梗塞を起こすほど動脈硬化が悪化している患者さんの血液には、CRPというタンパク質が異常に増えていることがわかったからです。CRPというのは、細菌感染によって白血球から出されるタンパク質です。組織学的な研究では、このCRPというタンパク質は動脈硬化が起こっている部分に大量に集まっていることもわかっています。

つまり、血管の壁に悪い菌がつき、食い荒らして傷にしてしまう、それを修復しようとして血液が集まって、そこに血管修復の原料となるコレステロールがくっついていく。それが動脈硬化である、というわけです。

それがどのような細菌なのかはまだわかっていませんが、糖尿病があると動脈硬化が起こりやすいという事実を考えると、この「動脈硬化細菌説」はうなづけます。というのは、菌類が最も好物としているのが「糖」だからです。やはり「糖」なのです。

つまり、炭水化物や甘いものを毎食、たっぷり食べている人は、血液中に糖が多く、内臓脂肪も増えてインスリン抵抗性が起きやすい。それは糖尿病を引き起こす一方で、高血圧や高尿酸血症を招き、動脈硬化のリスクを高めます。

また一方では、血液中の糖が多いために、血管を食い荒らして動脈硬化の原因となる菌が5万、10万、100万、1000万と、いくらでも増殖させてしまうという、恐ろしい状況もつくっているのです。

一定のコレステロール値で正常か異常かを一律に決めて、それ以上になったら薬で抑えることよりも、まずは糖の摂取に注意することが先決です。

うつ病の原因はインスリン抵抗性だった!?

糖の摂りすぎによって、内臓脂肪が増える、血糖値が上がる、インスリン抵抗性が始まる、高インスリン血症が起こる、代謝異常が起こってくる、というように連鎖反応が起こって、さまざまな全身的な生活習慣病があちこちで勃発するということは、よく考えてみれば当然なのです。なぜなら、人間は糖を「エネルギー源としてしか利用できない」からで、「余れば害になる」からです。人間は草食動物ではなく、その身体はタンパク質と脂質を必要としているからです。これについては、第2章で詳しく考えてみたいと思います。

しかし、糖の悪役ぶりは、まだまだこれくらいではすまないようです。というのは、当クリニックで荒木メソッドの断糖食をマスターし、実生活でも実践すると、考えられないような疾患が改善するからです。

ひとつは、うつ病です。

糖尿病の患者さんには、抑うつ状態にある人も少なくありません。

私は入院患者にも、必ず外に出て散歩してもらいますが、そんなこともできないほど鬱々としている患者さんがときどきいます。しかしそういう人も、最初の1週間で完全に体内の糖を燃やし、きれいな身体にしてタンパク質をしっかり摂るようにすると、少しずつ表情が明るくなって前向きになってきます。それは、不思議なほどです。

これはおそらく、体内から不必要な糖が消えてインスリン抵抗性がよくなっていった結果と思われます。

高血圧のところでも述べましたが、インスリンは交感神経を刺激します。

交感神経というのは、自律神経の一つで、もう一つの自律神経である副交感神経と対になって働いています。交感神経というのは筋肉や脳を激しく使う活動をつかさどり、副交感神経というのはリラックスしたり内臓の活動をつかさどっています。この両者はいわばアクセルとブレーキのような関係で、一度に両方が作用することはできません。

人間は眠っているときは副交感神経が支配していますが、朝起きるとスイッチが切り替わるように交感神経が働くようになり、活動を開始します。リラックスよりも緊張状態で、自分のすべき行動をしていくのです。そして夕方になって疲労がたまってくるころになると次第に副交感神経が優位になって、リラックスムードとなり、再び休息のための夜を迎えるわけです。このリズムがあるから、1日の心身の疲労は解消されます。ストレス解消も、この自律神経の切り替わりがあるから可能なのです。

ところが、日中にあまりにもストレスが多いと交感神経が極度に興奮し続けてしまい、夜になってリラックスすべき時間になっても緊張がとれません。不眠、食欲不振、イライラ、抑うつなどが起こって、ふさぎ込んだりするようになります。交感神経の興奮がおさまらないのが原因です。

いま日本にはこのような人がとても多いのですが、その原因はストレスもさることながら、糖の摂りすぎも決して小さくないはずです。糖の摂りすぎによるインスリン抵抗性が高インスリン血症を起こし、それが交感神経の興奮を冷まさないのです。リラックスできず、神経が休まりません。

インスリンによってバランスをくずした自律神経は、セロトニンやドーパミンといった神経伝達物質の分泌バランスもくずしてしまいます。これが直接的に、抑うつ状態をつくっていくのです。

このようなアンバランスを薬物を服用して治す前に、糖を断ってみることが大事だと私は思います。

断糖食を続けるとリウマチが改善する

もうひとつは、リウマチが改善する、ということです。

関節リウマチの原因は、完全には解明されていません。体内に侵入した異物を排除するための免疫システムがなんらかの原因で異常をきたし、自分自身の組織を攻撃してしまう

「自己免疫疾患」であることはわかっていませんが、なぜそのようなことが起こるのかはわかっていません。

また、攻撃される対象がコラーゲン（膠原）であるため、「膠原病」の一種とも考えられています。関節リウマチでは、関節内の滑膜という部分が免疫細胞によって攻撃を受け、炎症を起こし、やがて関節の変形を招いて、関節の機能が果たせなくなってしまいます。また非常に痛みの強い病気で、患者さんの生活の質が非常に落ちることも問題です。

リウマチは女性に多く、発症頻度は男性の約4倍とされています。よくなったり悪くなったりをくり返しながら症状が進み、歩行困難など深刻な身体障害を招くことも少なくありません。

当クリニックに、リウマチの痛みで夜も眠れず、家の中でも立って歩くことができず這って移動していた、という患者さんが入院したことがあります。リウマチの治療ではなく、血糖値を下げたいということで来院しました。

ところが、入院して糖を絶った食事療法を1カ月半ほど続けると、歩くことも困難だった人が普通に歩いて帰れるまでに改善したのです。また、リウマチで8年間、ほぼ寝たきりだった女性が1カ月の入院で治ってしまった例もあります。

荒木メソッドの断糖食を続けると、なぜリウマチの症状が改善するのか、その理由ははっきりわかりません。しかし、糖を抜くことによって症状が改善するということは、リウマチを起こしている重大な要因の一つに「糖代謝の異常」があるのではないかと考えられます。

インスリンというホルモンは身体のあちこちに作用しているので、コラーゲンに影響を与えていることも当然考えられます。

全身的な健康状態としても、糖が体内にたくさんあることは身体に大きな負担のかかることです。自分の健康を維持する治癒能力が向上して、体内のなんらかの異常が修正されるということもあるのかもしれません。いずれにしても、断糖食で治療法のない難病も改善することから、糖の恐ろしさはわかっていただけるのではないかと思います。

糖尿病の患者さんに知っておいてほしいこと

糖まみれの食事を「ヘルシー」と信じて摂取する日本人

急性心筋梗塞で救急病院に運ばれた患者さんの3分の2が高血糖だった、というデータがあります。血液中の糖は血管や神経をいためつけ、恐ろしい合併症を引き起こしやすいことは誰でも知っている事実です。

読者のなかには「自分はいくらなんでも、まだそこまで行ってない」と思っている人も多いかもしれません。しかし、最近は糖尿病予備軍と呼ばれる軽症の段階から、高血糖に対しては十分な注意が必要と警鐘が鳴らされています。初期の境界型であろうとも、高血糖によって血管や神経の組織が受けるダメージは同様で、その積み重ねはいずれこの項の冒頭に述べたような事態につながる危険が非常に高いからです。

いい換えれば、現在の医療はそれだけ高血糖を治せない、ということでもあります。

糖が身体に悪いことは、誰でも知っています。読者のみなさんも納得していると思います。では、その身体に悪い糖を、みなさんは1日の食事でどのくらい摂取しているのか、認識しているでしょうか。それによって身体が、どれだけ困っているのか、わかっているでしょうか。おそらく「ノー」だと思います。

通常、100ccの血液中には60～100㎎の糖があります。これが血糖値です。空腹時には血糖値も下がりますが、このときはインスリンとは反対の作用をするホルモン（グルカゴン、アドレナリン、コルチゾールなど）が分泌されて血糖値を上げます。反対に、食後血糖値が上がりすぎれば即座にインスリンが分泌されて血糖値を下げるわけです。

ところが、ひっきりなしに体内に糖を摂取しているとインスリン抵抗性が起こってインスリンが効かなくなり、血糖値が下がらなくなります。これが、いま爆発的に増えている糖尿病の正体です。

爆発的に増えているということは、人間の身体というのはそんなにも簡単に血糖値コントロールの機能に破綻をきたしてしまうのか、と思われるかもしれません。しかし、通常の日本人が食事でどれだけ糖を摂取しているかを考えれば、「無理もない」と納得できます。これだけ「毒」になる糖が入ってくれば、身体はおかしくなるほうが当然です。

ちょっと計算してみましょう。

私たちの通常の血糖値、60～100㎎／dlの状態では、すべての血液中にどれだけの量の糖が含まれているのでしょうか。１dl中の血液に１００mgが含まれているとすると、１リットルで1グラム。人間の血液量はだいたい４リットルですから、血液中の糖は４グラムです。血液中に予備としてためておく糖は、わずか４グラムでよいのです。

ところが、実際に日本人が毎日の食事で摂っている糖はどのくらいの量になるでしょうか。16ページの表に示したように、お茶碗に軽くよそったご飯で、およそ32グラムあります。１００グラムに含まれる糖の量を見ていくと、食パン48グラム、うどん20グラム、ほうれん草でさえ４グラムも含まれています。

日本人が「おかず」とする料理には、砂糖も使われます。調味料にも、糖がたくさん入っています。「ヘルシー」な野菜にも、たっぷり含まれます。１回の食事で摂る糖の量は、小食の女性でも、４グラムの10倍、40グラムは摂っているでしょう。ご飯を山盛りでお代わりするような男性なら、軽く１００グラムを超えるかもしれません。

食べた糖は、ほとんどすべて吸収されます。糖尿病治療では糖の吸収のスピードを落とす薬が処方されますし、「低インスリンダイエット」という糖吸収の遅い食品でのダイエットも行われているようですが、食べただけの糖はいずれ必ず身体に入るのですから、どちらもまったく意味のないことです。

もちろん、それだけの量の糖をエネルギー源として消費しているのなら、何も問題ないでしょう。昔の人が現代人のような生活習慣病が少なかったのは、それだけの糖を摂取しても身体が消費していたからです。その糖が余るようになったから、これだけ生活習慣病が増え、治らなくなっているわけです。

エネルギー消費の少ない現代人が、このような糖まみれの食事を1日3回も摂っているのですから、いくら我慢強い身体も悲鳴をあげてしまうのは無理はないといえるでしょう。

血糖値の急上昇が、血管をボロボロにする

血液中に余った糖は、血管や神経のタンパク質にくっついてボロボロにしてしまいます。血糖値が常に高い状態が続けば全身的に動脈硬化が進み、心臓病（心筋梗塞）、腎臓病（人工透析）、網膜症（失明）の危険につながっていきます。間歇性跛行から足先の壊疽を起こし、切断の危険も高まります。免疫力が弱まり、歯周病や皮膚病なども起こしやすくなります。

それほど糖が「毒」で、高血糖の状態は大変な病気につながっていくことがわかってい

るのに、なぜそんなにたくさん糖を摂るのでしょうか。病院が出す糖尿病食に、なぜご飯もバナナも含まれているのでしょうか。私には理解できません。

当然ですが、糖尿病予備軍、あるいは糖尿病ではないと診断された人にとっても、糖が「よくないもの」であることは変わりません。毎食毎食、食事をするたびに身体には非常に大きな負担をかけています。それが健康状態に大きな悪影響を与えていることは、たとえ血糖値が正常であっても事実です。

「糖を摂らないと低血糖で倒れる」

そう信じている人がいます。しかし、血糖値が60以下になると、前述のようにホルモンの作用で自然に血糖値が上昇しますし、肝臓ではグリコーゲンから糖をつくって血液中に補給します。ですから、まったく糖を摂らない食事を続けていても、低血糖で倒れるなどということは起こりません。

ただし、当クリニックに入院して断糖を始めると、立ちくらみ、めまい、冷や汗などが起こることがあります。しかしこれは低血糖ではなく、「低血糖症状」です。

たとえば、血糖値が２００に上がったあと一気に１００に下がったりすると、このような低血糖の症状が起こることがあります。実際には血液中の糖は十分なのに、そんな症状が起こるのです。

これは、いつも糖がたっぷりの食事をしている人が、3~4時間たつと空腹感を感じ、そのまま食事をしないでいると気分が悪くなるのと同じです。実際に血糖値は十分なのに、低血糖症状になるからお腹がすくのです。一方、断糖食を続けていると、昼食の時間になっても特別お腹がすいたとは感じなくなります。忙しいときに、たとえお昼を抜いてたとしても低血糖症状でイライラしたり気分が悪くなるようなことはありません。

糖の摂りすぎによる低血糖症状が子どもたちの「切れる行動」につながっている、そんな報告がアメリカでなされたことは、よく知られていることだと思います。

しかし、子どもたちばかりではありません。

高血糖の状態が身体に悪いということは誰もが知っていますが、最近の研究では、ただの高血糖の状態もさることながら、血糖値が通常の状態から高血糖に急上昇するとより大きなダメージが血管や神経に及ぼすということがわかってきました。

動物実験では、4日間連続して高血糖においたときよりも、24時間ごとに高血糖と低血糖をくり返したときのほうが、血管のダメージが大きくなることがわかっています。

日本人は、ご飯、パン、麺類といった糖がたっぷり含まれた食事を毎日毎日、くり返し、そのたびに高血糖状態にさらしています。食間には、糖のたっぷり入った缶コーヒーや清涼飲料水も飲むかもしれません。おやつも食べるでしょう。

そうした食事や間食の習慣を子どものころから何十年と続けていくと、基礎代謝が急激に落ちてくる30代以降になってインスリン抵抗性（糖尿病）がぼちぼち現れ始めます。食後の血糖値は次第に高くなっていき、また高くなった血糖値は下がらなくなっていきます。そして「糖尿病」と診断されても、治療は肝心のインスリン抵抗性を治そうとはしないし、糖は相変わらず食べているわけですから高血糖症状は治ることはありません。糖尿病が増える一方、というのは当たり前のこと

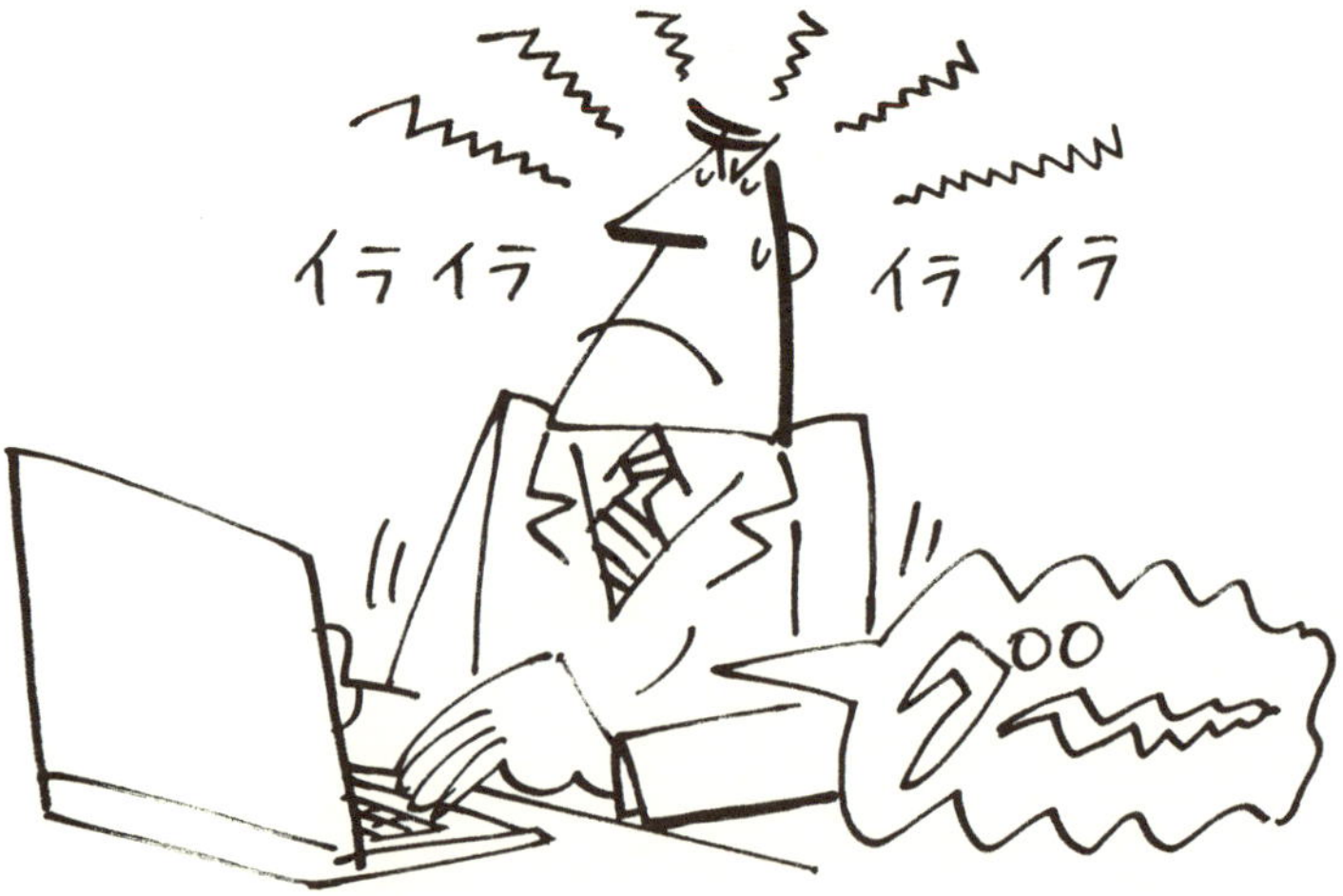

なのです。

おやつの食べすぎで夕飯が食べられない子どもに、親は「お肉が食べられなかったら、ご飯だけでも食べておきなさい」というでしょう。果物が健康にいいと思って、毎日食べている人も少なくありません。

これだけ健康常識がはんらんし、人々の健康に対する意識も高まっている時代に、糖が身体に害を及ぼすという最も大切なことだけが完全に放置されているのです。

とても「ヘルシー」とはいえない日本人の食習慣

私がアメリカのハーバード大学で糖代謝の研究をスタートしたのは、もう30年以上も前のことになります。

糖は非常に原始的なエネルギー源で生命には欠かせないものですが、一方で人間の身体はこの物質をエネルギー源以外には代謝すること（使うこと）ができません。

そんな糖が体内に増えすぎると「インスリン抵抗性」が起こり、体内ではさまざまな問題が勃発します。一方で、増えすぎた糖は脂肪組織として身体に蓄えられ、その体脂肪がさらにインスリン抵抗性を進めます。

現代人のさまざまな生活習慣病の非常に大きな原因が、すべてここから始まっている、それが、私が糖代謝の研究で得た結論でした。本書でも、くり返し述べているとおりです。ハーバード大学での研究ののち私は帰国して、兵庫県加古川市に現在のクリニックを開業しました。昭和58年4月でした。

開業して驚いたのは「近隣から診察に来る患者さんのほとんどが高脂血症である」ということでした。とくに血液中に含まれる中性脂肪の値は、例外なく高かったのです。

当時は日本でもアメリカでもコレステロールのことばかり騒がれていて、血中中性脂肪値のことを問題にする医師はいませんでした。しかし私は、中性脂肪値の高さが気になりました。それは、糖質の摂りすぎを示しているからです。

海外での生活が長く、また加古川という町にも住んだことがなかった私には、そこの人々の生活習慣など見当もつきません。そこで、中性脂肪値の高い患者さんに毎日どのようなものを食べているのかを聞いていきました。それで、驚いたのです。

まず、朝食にパンを食べる人が圧倒的に多い、ということです。パンにマーガリンを塗ってコーヒーを飲むという洋風スタイルが、この地方都市の中高年の方々にも流行していました。そして昼食は麺類か、ご飯に野菜の煮つけなど、夕食にはご飯に魚類と野菜。おおおむねこういったパターンです。牛肉が食卓にのぼるのはせいぜい1週間に1回か2回で、それも一度に食べる肉の量は、アメリカ人に比べればスズメの涙ほどにすぎません。

コレステロールが動脈硬化を招いて心臓病や脳卒中を引き起こすということは、当時から指摘されていました。「食の欧米化」によって、多くの日本人にもその危険が高まっていると考えられていたのです。

しかし、久しぶりに帰国して直面した日本人の食生活は、欧米化どころの話ではありませんでした。パン、ご飯、うどんなどの穀類を中心に、芋類、根菜類、野菜、果物などをたくさん食べ、また動物性食品の摂取が（欧米人に比べれば）極端に少ないという、まさに日本式食生活そのものだったのです。

このような「肉が少なく炭水化物が多い」という食習慣は、もちろん加古川周辺の人だけでなく、ほぼ日本全国で一般的と考えられます。糖代謝を研究していた私はこのとき、「日本人の高脂血症（および肥満症）は炭水化物の摂りすぎによるものである」という驚くべき事実を確信しました。

私は、糖を完全にカットする断糖食を自分自身で実践してみました。何か問題が起こらないか自分の身体で試してみたのです。結果は私の思っていたとおりでした。そこで、生活習慣病をはじめあらゆる病気の治療に、断糖食を応用してみたのです。すると、肥満、糖尿病、高脂血症、高血圧、高尿酸血症などの生活習慣病は、わずか2～3週間の治療で改善していきました。さらに、うつ病やリウマチまでよくなっていきます。

やはり原因は糖でした。私の考えは正しかったのです。

しっかり治し予防するために、断糖食を

日本の食文化は、たしかに「ご飯とおかず」というかたちで発展してきました。だから「炭水化物（糖）は毒のようなもので、甘いものは麻薬だから、食べてはいけません」などというと、必ず反発されます。

「野菜を食べないと、ビタミンやミネラルが不足するだろう」
「糖を摂らないと、大切な脳の栄養が足りなくなるではないか」
「肉ばかり食べていると、太るし、コレステロールも増えるから、早死にする」
「尿酸値が上がって痛風になってしまう」
「食物繊維が不足して便秘になって、大腸ガンになってしまう」

しかし、これらの疑問は、すべて間違った健康常識からきたもので、なんの根拠もない

ことばかりです。糖を食べないでタンパク質ばかり食べていると、このようなことになるということはありません（第2章で個々に説明します）。

病気をかかえて苦しんでいる人は真剣に身体のことを考えていますから、私のいうことに耳を傾け、実践してくれます。しかし、断糖食は病気の人だけが実践すればいいというものではありません。私たち現代人にとって、糖は病気を引き起こす重大な問題となっているからです。

生活習慣病は、治療の前に予防のほうが大切なのです。

ところが、日本の医師のほとんどは予防医学に無関心です。栄養学など端からバカにして、多くの人が治らない生活習慣病におちいっていくことを気にとめようともしません。私は、怒りすらおぼえるのです。

慣れ親しんだ食生活といっても、意識の持ち方ひとつで変えることができます。ハードな肉体労働に就いている人でなければ、糖（炭水化物）を絶つ食生活を工夫して実践するだけで必ず健康状態はよくなるし、生活習慣病にもかかりにくくなります。体脂肪がとれるということ（肥満解消）は、その最もわかりやすい効果のひとつです。

糖尿病の治療を続けている人はもちろん、たとえ今は具体的な症状や検査結果が出ていない人も、近い将来は必ずなんらかの生活習慣病を発症するのが現代人の宿命です。それに対する備えは、食事に対する考え方を変えるだけで十分に可能なのです。

第2章

エスキモーは糖尿病にならない

ヒトはもともと肉食動物である

赤ちゃんは、野菜の離乳食にイヤな顔をする

離乳食のころの赤ちゃんはとても可愛いものですが、ゆでた野菜をすりおろして与えると、本当にイヤな顔をして出してしまいます。しかし、肉のエキスであるコンソメスープなどを与えると、喜んで食べます。

野菜は「食べてはいけない」、肉のタンパク質のもとになっているアミノ酸は「食べていい、おいしい」ということがわかっているからでしょう。

私はハーバード大学での研究の結果、次のような考えにいたり、現在のクリニックではそれを治療方針の根幹としています。

すなわち、「人間の身体が利用できない糖は〝毒〟になる、だから糖が体内で余ってしまう現代人は植物（野菜や穀類）を食べてはいけない。必要なタンパク質は、動物性食品から十分に摂らなければならない。日本人は主食と称して、ご飯、パン、麺類などから大量の炭水化物を摂取しているから、糖尿病をはじめとする生活習慣病が増え続けているの

である」ということです。

ヒトの身体が余分な糖を代謝できない、余ると「毒」になる、動物性タンパクが必要である……ということは、なにも私が決めたことではありません。私たちの身体というのは、もともとそのように「できている」のです。赤ちゃんが教えてくれるように、これは客観的な事実です。

哺乳類には植物しか食べない草食動物と、動物しか食べない肉食動物があります。人間は現在ではどちらも食べる雑食性ですが、もともと肉食を主として進化してきた動物であることはまちがいありません。だから、植物の炭水化物や糖はエネルギー源以外には利用できないのです。

私たちがもともとは肉食を主としてきた身体を持っていることは、草食動物との違いを考えれば明らかです。

草食動物のフシギ、肉食動物のフシギ

たとえば、ゾウはとても大きな動物ですが、あの身体はすべて植物を食べてつくられ、維持されているのです。大量の乳を出す牛の栄養も、長時間にわたって疾走する馬のエネ

ルギーも、すべて植物だけです。彼らは枯れ草だけでもOKなのです。もし私たちが同じような食事を続けていたら、間違いなく栄養失調になってしまうでしょう。

草食動物の身体も、私たちと同じタンパク質でできています。大量の植物を食べるとはいえ、質的にも量的にも十分ではない植物のタンパク質だけで、どうやってあの大きな身体をまかなっているのでしょうか。

その秘密が、彼ら草食動物の内臓にあります。牛は4つの胃を持ち、反芻して、食べたものを何度も口に戻して咀嚼します。消化器官は非常に長く巧みにできていて、食べたものは非常に長時間そこにとどまっています。その間、消化器官の中で共生しているバクテリアが食べた植物を分解し、大量の枯れ草から動物たちに必要なタンパク質をたくさんつくります。そのバクテリアがつくるタンパク質を吸収しているから、あれだけの大きな身体が維持できるのです。

このような仕組みは、人間の消化器官にはまったく見られません。

では肉食動物はどうでしょう。

「ライオンは肉ばかり食べてるのに、なんであんなに痩せているんだろう」

「野菜をまったく食べない食生活では、必須ビタミンやミネラルが不足して生活習慣病にならないのだろうか」

そんな素朴な疑問を感じます。

しかし肉食動物は、草食動物の内臓を食べています。肉食動物は、食糧となる草食動物を倒すと、争うようにして腸をむさぼり食います。その中には、草食動物が、まさに自分のからだで利用しようとして消化分解した栄養素がたっぷり含まれているからです。牛や馬といった大型の動物の生命を維持するための完全食が、そこにあるのです。

したがって肉食動物は植物（炭水化物や糖）など食べる必要はなく、糖を利用する必要もありません。草食動物のような消化器官も必要ありません。

草食動物の身体も肉食動物の身体も、それぞれそのようにして今日まで進化してきたわけです。

では人間はどうかというと、身体の仕組みは決して草食動物ではありません。肉食動物に近いかたちで進化してきたと考えるべきでしょう。

よく、日本人は腸が長いから肉食は向いてない、だから食事は野菜食を中心にして、いわゆる「お袋の味」に親しんでいることがいちばんの健康法だ、という人がいます。しかし日本人の腸が草食に適しているほど長いというのは誤りですし、菜食主義こそ最も健康食であるということも人間の身体の仕組みを考えればなんの根拠もないことです。

エスキモーは糖尿病にならない

私たち人間が肉食を基本とする生きものであるということは、人類の歴史を振り返ってみればよくわかります。

最初の人類がアフリカに登場したのは、300万年前とも400万年前ともいわれています。草原には強い肉食動物がいましたから、人類の祖先はおそらく森の中に住んでいて、小さい動物をつかまえたり、死んだ動物を探して食べていたのでしょう。

ところが長い年月のあいだに種の数が増えてくると、食糧が不足してきます。そこでエサを求めて移動を始めました。アフリカから中東方面へ、ヨーロッパへ、アジアへと広がっていきました。そしてアジアに向かった人類の一部は、さらにシベリアを超えてベーリング海峡を渡り、アラスカから北米、そして南米大陸の南端まで到達したのです。

アフリカに誕生した人類が全世界に広がるのに要した時間は、わずかに1万年といわれています。それだけ、人類にとって食糧確保は大きな問題だったのでしょう。

もしも人類が草食を基本にする生きものであれば、このような地球全体に及ぶ大規模な移動は見せなかったでしょう。植物はいたるところにあり、人類以上のスピードで増殖するからです。

人類は、自分たちが必要とする肉の供給源である獲物を求めて世界中に渡っていったのです。植物がほとんど生育しないようなシベリアやアラスカにも人類が住み着き、現在まで文化を伝承しているのも、人間が肉食を基本としている（肉さえあればよい）ことを証明していると思います。

そして、アラスカ地方で伝統的な肉食を続けているイヌイット族（エスキモー）には、肥満も糖尿病もないのです。

稲作・農業が広まったわけ

大昔の日本は、ユーラシア大陸につながっていました。日本が島国になるころは、定住する人類もたくさんいました。歴史的に明らかになっているのは、1万2000年ほど前に始まった縄文時代からです。

縄文時代にはすでに栗などの植物が栽培されていたという説もありますが、主な食糧は動物性食品でした。シカやイノシシをつかまえたり、入り江で魚介類を捕ったりして食べていました。クジラの骨が出土されているので、打ち上げられて死んだクジラなども食べていたのでしょう。

縄文遺跡からは、弓、石器、縄文土器、動物の骨などが出土しています。これらは、当時の人々が動物を狩猟採集して食べていたことをはっきり示しています。アフリカで発生して世界中に広がった人類が400万年も続けてきた「肉食」は、日本列島でも踏襲されていたのです。

ところが、今から2000年前の弥生時代になると日本列島に稲作が伝わり、またたく間に日本全国に広がりました。稲作が広がったのは、依然として人口増加と食糧確保の問題があったからでしょう。

米は大量に生産し、備蓄することもできます。だから農業が始まり、新たな農耕文化が起こり、権力ができあがっていきました。こうして日本の歴史が始まったのです。

いくら人口が増えても食糧となる肉がふんだんにあれば、稲作など必要はなかったはずです。しかし、そんなことはありえません。米や麦といった植物性の食糧は、人々の命をコントロールできる重大な戦略となりました。

「日本人は肉食に合わない」というのはウソ

しかし、いかに米が日本人の飢餓を救う力になったとしても、人類の身体はそう簡単に変化するわけではありません。私たちの身体を構成している60兆もの細胞の一つひとつは、タンパク質と脂質からつくられていて、そのためには動物性食品が欠かせません。人類の身体の仕組みがそうなっていることは、400万年前に誕生したときから現在まで、ほとんど変わっていません。

だから、現代日本では、糖尿病をはじめとするさまざまな生活習慣病が激増しているのです。「日本人はごはんを主食としているのだから肉食はからだに合わない」という意見は、何の根拠もない話です。

たしかに江戸時代、一般庶民が肉を口にすることはほとんどなかったでしょう。しかし、そんな時代でも支配階級では趣味と称して狩りが行われ、おいしい肉が食されていました。農耕社会ですから、肉を庶民に食べさせれば自分たちが食べる肉が不足してしまいます。農民は米づくりをやめて狩猟を始めてしまうかもしれません。そこで支配階級の殿様たちは仏教の戒律の一つである「不殺生」をうまく利用して、「肉を食べるのは卑しいこと」

と人々をマインドコントロールしていたのです。

しかし庶民も人類ですから、タブーとされても、肉を食べればおいしいと感じます。そこで「薬食い」と称し、こっそりと肉を食べることもありました。納屋に隠れ、農工具の鋤をバーベキューの網代わりにして肉を焼いて食べていたことから、「すき焼き」という名前が現在に伝わっている、ともいわれています。

古今東西の人間、赤ちゃんもお年寄りも、すべての人間は野菜より肉のほうがおいしいと感じます。それは、人間の身体が必要としている栄養が肉にあり、野菜には少ないからです。

炭水化物ばかり食べていた昔の日本人は、なぜ糖尿病にならなかったのか

日本人の寿命は肉食とともに延びた

「でも、昔の人は肉などほとんど食べず、穀類（炭水化物）ばかり食べて生きてきたのに、現在のように生活習慣病などなかったではないか。日本で糖尿病などの生活習慣病が増えたのは、むしろ肉を食べるようになってからである。何も炭水化物だけが悪いわけではないだろう」

そう考える読者もあるかもしれません。

この疑問に対してまず指摘しておかなければならないのは、現代人に比べれば非常に短命だったということを忘れている、ということです。

20世紀初頭、日本の一般的な庶民は、まだまだ現在のように自由に肉を食べることができませんでした。そのころの日本人の平均寿命は30歳代です。一方、肉を普通に食べていたヨーロッパの人々の平均寿命は、すでに60歳代まで延びていました。

日本人の寿命が50歳代になったのは昭和に入ってからで、60歳を越えたのは昭和40年代

です。日本が経済成長をとげ、日本人の暮らしが豊かになり、人々の肉を食べる量が増えていくのに比例して、日本人の寿命も延びていったのです。

日本国内でも、穀物を主体に食べている地域では、一般に寿命が短い傾向があります。東北や信越、北陸などの米どころの人たちは昔から短命ですが、豚肉など肉をたくさん食べる沖縄の人々は長寿の傾向があります。

肉を食べるようになったから生活習慣病が増えたのではありません。むしろ、肉を食べるようになったから日本人の寿命が延びたのです。

なぜ現代人は糖の「害」を受けてしまうのか

肉を食べるにしたがって寿命を延ばしてきた日本人ですが、現在では、非常に多くの人が糖尿病をはじめとする生活習慣病にかかっているという問題があります。それが、私は糖（炭水化物）の摂りすぎによって起こっていると指摘しているわけです。

そこで、昔の人は現代人よりもっと大量に米を食べていたのに糖尿病にならなかったのか、という疑問になります。

もちろん、寿命が延びたから生活習慣病が増えたという面はあるでしょう。しかし、それよりもっと大きな理由があります。なぜ昔の人は糖の悪影響から逃れられたのか。そして現代人はなぜ、これほどまでに糖に痛めつけられているのか、という理由です。

その最も大きな理由は、基礎代謝量の差にあると私は考えます。

基礎代謝量とは、運動をしないで安静にしている状態で、身体がどのくらいのエネルギーを消費しているか、そのエネルギー消費量のことです。クルマにたとえれば、エンジンをかけて、そのままアクセルを踏まないでいる「アイドリングの状態」で、どのくらいのガソリンを消費するかです。

昔の日本人の身体は、排気量の大きいアメリカ車のようなものでした。体内にたっぷり入った糖エネルギーは、寝ていても消費し続けていました。内臓脂肪がたまることもないし、インスリン抵抗性になる危険もほとんどありませんでした。

ところが、現代人の排気量は軽自動車並みです。少しくらいご飯の量を減らしても、糖エネルギーは余り続けていきます。中高年ともなれば、なおさらです。基礎代謝量が少なくなったために体内の糖があまり、体脂肪がついて肥満になり、インスリン抵抗性が起こって糖尿病になる。血圧が上がり、痛風になり、動脈硬化も進む。糖の「害」を一気に受けてしまうというわけです。

「基礎代謝量の低下」が根本的な問題

安静にしているときに消費する基礎代謝エネルギーと、身体を動かしているときに消費する運動代謝エネルギーとでは、どちらが大きいと思うでしょうか。多くの人が「運動エネルギーのほうが大きい」と答えるかもしれませんが、実は7対3で基礎代謝のほうが大きいのです。運動エネルギーの消費量は、たった3割です。だから、いくら運動しても痩せないのです。

たとえば、1キログラムの余分な体脂肪があって、これを落としたいと考えたとします。1グラムの脂肪は9キロカロリーですから、1キログラムの脂肪は9000キロカロリーのエネルギーを持っているわけです。これを体内で代謝させて落とそうとしたら、どのくらいの運動が必要になるでしょう。

答えは、ウォーキングでいえば170キロメートル。東京からスタートして名古屋あたりがゴールです。それもかなり早足で、水だけを飲んで歩かなければいけません。これは、まったく現実的な話ではないでしょう。

純粋な運動のエネルギー消費による脂肪代謝というのは、実際その程度のものです。一方で基礎代謝というのは、その倍以上のエネルギーを必要としているのです。

普及した「エアコン」の功罪

では、基礎代謝でいちばんエネルギーを使っているのは何でしょうか。それは体温調節です。常温動物である人間は、36・7度前後の体温を維持しなければなりません。寒いときは筋肉をふるわせて体温を上げ、暑いときは汗を流して身体を冷やします。

そこで、米ばかり食べていた昔の日本人と、現代の日本人の生活を比較してみましょう。いまの世の中、エアコンのない所はほとんどありません。家庭や職場はもちろん、ショッピング街も店舗も、バスも電車も駅も、エアコンが作動していないほうが異常事態と思われるほど普及しています。

それが、昔の人々の生活にはいっさいありませんでした。いま思えば信じがたいことですが、冬は火に手をかざし、夏は海や川に飛び込むしかなかったのです。

では、当時は凍死や熱中症が多かったのかといえば、そんなことはありません。何百万年も昔から人間の身体は暑さ・寒さに順応できるようにできているからです。エアコンがなくても、そもそも人間の体内には体温調節のためのエアコンがついているのです。

現代人は家電製品のエアコンを働かせ、電気というエネルギーを消費することによって適温を得ていますが、昔の人々は自分たちの体内のエアコンを働かせて体温調節をしていました。それが、基礎代謝量を大きく上げていたのです。

真夏の暑さ、真冬の寒さに対応していたのは、生身の身体でした。その体温調節には、莫大なエネルギーが必要でした。昔の人は必要なタンパク質を得るために大量のご飯を食べても、その糖質分が余らなかったのは、その体温調節に使われていたからです。

いま熱中症が増えています。その原因は、地球が暑くなったからだけではないと思います。エアコンの普及によって、現代人の身体は体温調節が下手になっているのです。それだけ糖エネルギーの使い道がなくなっているわけです。ところがそれでも、いっこうに炭水化物を食べるのをやめようとしません。そのために、現代人は見た目よりも内臓脂肪が多い。だから、糖尿病をはじめとする生活習慣病が増えているのです。

運動はやっぱり必要

体温維持のためにカロリーを消費する器官は筋肉ですから、筋肉の量が多い人ほど基礎代謝も大きくなります。

人間の筋肉量は18歳くらいをピークにして、それ以降は徐々に少なくなっていきます。したがって基礎代謝量も20代から年々小さくなっていき、中高年ともなれば非常に燃費の悪い身体になり、多少のダイエットでもなかなか痩せません。ちょっと食べすぎると、すぐ太ります。

そして、太りやすいからだになっていきます。しかも間違ったカロリーダイエットをしてタンパク質も制限し、筋肉も細くしてしまえば、太りやすい体質はさらに進み、リバウンドでよけいに太ってしまうのです。

先ほど「運動だけで痩せるのは難しい」と述べましたが、だからといって運動をしないと筋肉が細くなり、基礎代謝が落ちて痩せにくくなってしまいます。だから運動は、やはり大切なのです。

運動の目的は、運動代謝による消費カロリーを増やすことではなく、筋肉を維持し増大させることによって基礎代謝による消費カロリーの量を上げることにあります。だから毎日の適度な運動は、栄養失調の人でもないかぎり、高齢者でもとても大切です。

私たちのからだには約400個の骨格筋があり、それぞれの筋肉に何万、何十万という筋繊維が束になってついています。これらが実にうまく協調してはたらくことによって、人間は非常に巧みに動くことができています。たとえば「歩く」ということは、私たちの最も基本的な全身動作ですが、それだけで全身の筋肉が収縮を行います。

筋肉は収縮すると、必ずどこかで筋繊維が切れます。筋肉が太くなるということは、その切れた筋繊維を修復することによって起こります。ちょっと腕を上げるだけでも必要な筋肉が収縮を行い、その筋肉内では筋繊維の断裂が起こり、それを修復することによって筋肉は太く強くなっています。

どんなに元気な人でも、病気で2日間寝たきりの生活をしたあとで歩こうとするとふらつきます。それは筋肉が衰えた証拠でもあります。宇宙開発の最も重要な問題は、重力がないおかげで重力（引力）に逆らった運動ができず、衰えてしまうという点だそうです。筋肉を収縮させないでいると筋繊維が切れず、筋肉は細くなるばかりです。

ですから、運動は必要です。無理しないで、できる範囲でかまいません。それだけでも筋肉を維持するために効果があるし、運動機能は改善されます。続ければ基礎代謝量が増加し、体脂肪がつきにくい身体になっていきます。

必要不可欠なのはタンパク質と脂質

身体の原料、アミノ酸を十分に摂取することが大事

ご飯、パン、麺類を主食とした食事は、炭水化物（糖）を摂りすぎるのでよくないわけですが、もう一つの弊害があります。それは、炭水化物を主食にして食べるために必要不可欠な栄養素であるタンパク質の摂取量が少なくなってしまう、ということです。

タンパク質は私たちの身体（筋肉、骨、臓器、血液、皮膚など）、あるいはホルモンや酵素などの原料となります。

筋肉も内臓も血液も、すべて細胞によってできています。細胞は袋状になっていて、その中には「身体の設計図」である遺伝子が入っています。この遺伝子をもとにさまざまなタンパク質がつくられ、新しい細胞がつくられ、「新陳代謝」が行われているのです。新陳代謝は若さと健康の条件ですが、摂取タンパク質の量が足りなくなると新陳代謝も悪くなります。

だからこそ、人間の食べものは肉を主体にしないといけないのです。「肉を食べすぎる

と健康によくない」というのが現在の一般的な健康常識かもしれませんが、それはまったくのウソです。

「いや、タンパク質は植物からも摂れる」というかもしれません。たしかにそうですが、植物のタンパク質は人間にとってあまり良質ではありません。それは、人間が体内でつくることのできない必須アミノ酸が、植物のタンパク質には十分にないからです。

アミノ酸というのは、タンパク質を構成している分子です。

アミノ酸は、自然界では500種類も発見されていますが、タンパク質を構成するものとしては、わずかに20種類にすぎません。この20種類のアミノ酸の組合せによって、10万種類にも及ぶ、それぞれ性質の異なるタンパク質がつくられます。さまざまなアミノ酸がどのようにくっついてできているのか、そのタンパク質の構造によって、筋肉になったり赤血球になったりするわけです。

アミノ酸は、食事で摂取する以外に、人間の体内でも合成してつくられています。しかし、どうしても体内でつくれないアミノ酸が8種類あります。これが、毎日の食事で必ず一定の量を摂らなければならない「必須アミノ酸」です（バリン、ロイシン、イソロイシン、スレオニン、メチオニン、リジン、フェニルアラニン、トリプトファンの8種類）。

よく「肉や卵や牛乳には良質のタンパク質が豊富である」といわれますが、その「良質な」とは「8種類の必須アミノ酸がまんべんなく十分に含まれている」という意味です。米や小麦などの穀類にもタンパク質は含まれていますが、動物性食品に比べると質的に大きく欠落している必須アミノ酸があります。

その食品に必須アミノ酸がどのくらい十分に含まれているのかは「アミノ酸スコア」と呼ばれる判断基準で評価されます。植物性食品のなかでもダイズはアミノ酸スコアがいいほうで「畑の肉」などともいわれるゆえんですが、それでもスレオニンが不足しています。豚肉、牛肉、魚肉、牛乳、卵などのアミノ酸スコアはほぼ100点ですが、ダイズは86点。やはりタンパク質を摂るには動物性食品がいちばんいいということになります。

年をとっても糖尿病でも、必須脂肪酸は十分に

「脂肪は健康の敵」と思っている人も、とても多いようです。それは「肥満の原因は脂肪の摂りすぎ」と考えているからでしょうが、日本人の肥満の原因は、脂肪よりも圧倒的に糖質です。

糖質はエネルギー源にしかならず現代人が摂る必要がなくなっていますが、脂質は健康

の敵どころか、欠かすことのできない重要な栄養です。それが「脂肪は敵」という短絡的な健康常識によって忘れられてはいけません。

食事に含まれる脂肪（油脂）が健康の敵と思うのは、それがそのままからだの贅肉になると錯覚するからでしょう。しかし、体脂肪になるのは主に炭水化物に含まれる糖質で、脂質がそのまま体脂肪になることはありません。むしろ、非常に重要な役割があるのです。

食事で摂った脂質は、脂肪酸に分解されて腸管から血液中に吸収されます。この脂肪酸の最も大きな役割は、私たちの身体を構成している細胞の細胞膜の材料になる、ということです。

全身に60兆もある細胞は、それぞれが細胞膜で区切られた工場のようなもので、細胞の内側と外側ではさまざまな物質交換が行われています。このため細胞膜というのは、細胞の内容物を保ち、しかも必要な物質の出入りが可能になるような柔軟性を維持していなければなりません。その性質のために、脂肪酸という材料が欠かせないのです。

脂肪酸は動脈硬化にも関係があります。血管は柔軟であるからこそ血液を送る力を伝えられるのですが、これが硬くなって動脈硬化を起こすと血液を送りにくくなり、血圧が上がります。そして、それによって動脈硬化がさらに悪くなるという悪循環を引き起こし、心臓病などの循環器系疾患につながっていきます。血管の細胞膜に水分を保っておくために脂肪酸は欠かせない物質で、その柔軟性のためにも脂肪酸は不可欠です。

また脂肪酸は、ホルモンや赤血球のヘモグロビンなどの物質の材料にもなります。とくに必須脂肪酸を原料にして体内で合成されるプロスタグランジンというホルモンのような物質は、全身の生命システムをいろいろな所でコントロールしている重要なもので、病気予防には欠かせない物質です。

脂肪酸は、さらに筋肉細胞に必要な酸素供給を促す役割も果たしているので、疲労回復のためにも重要な栄養素の一つです。ほかにも、免疫力、抗酸化力（活性酸素を消す力）、肌のみずみずしさを保つ力にも関わっています。

脂肪酸は総合的に生命の若さと健康を保つ栄養ともいえるでしょう。

人間の身体（肝臓）は重要な栄養を自分で合成します。しかしアミノ酸と同じように、脂肪酸のなかにも体内で合成できない種類のものがあります。これが「必須脂肪酸」です。これは必須アミノ酸と同じように、毎日の食事で必ず摂取していかないと欠乏をきたし、やがては病気の芽をつくってしまいます。

脂肪は植物性のものを、少量、毎日

私たちが食事で摂る脂肪には、大きく分けて「飽和脂肪酸」と「不飽和脂肪酸」があります。ヘッド（牛脂）やラード（豚脂）のように常温で固まる動物性の脂肪はほとんどが「飽和脂肪酸」で、サラダオイルのように常温でも液状を保つ脂肪が「不飽和脂肪酸」です（植物や魚の油脂に多い）。

体内で合成できないため必ず食事で摂取しなければいけない必須脂肪酸は「不飽和脂肪酸」で、植物油に含まれるリノール酸とリノレン酸、アラキドン酸です。それにαリノレン酸から作られるＥＰＡ（エイコサペンタエン酸）やＤＨＡ（ドコサヘキサエン酸）は、体内でも作られますが、量が少ないので食物からも補給するとよいです。

αリノレン酸が多く含まれるのは、亜麻仁油・鮭の油・小麦胚芽油など、アラキドン酸・γリノレン酸・リノール酸は、大豆油・小麦胚芽油やごま油・紅花油に多く含まれます。そしてＥＰＡやＤＨＡは、脂ののった青魚などに多く含まれます。

これらの植物性の油、魚の油脂が必須脂肪酸で、毎日食事で摂るように心がけなければいけません。

肉や牛乳に含まれる脂肪の多くは飽和脂肪酸ですが、これは脂肪としては、どうしても摂らなければならない必須栄養素ではありませんが、やはり重要なエネルギー源です。ただし、私は、患者さんに「肉は多いに食べなさい」といいますが、必要以上にたくさん食べる必要はありませんと指導しています。

脂肪は、肉類からはできるだけ取り除き、魚介類か植物からとれる新鮮なものを毎日、少量でいいので摂取するのが望ましいでしょう。

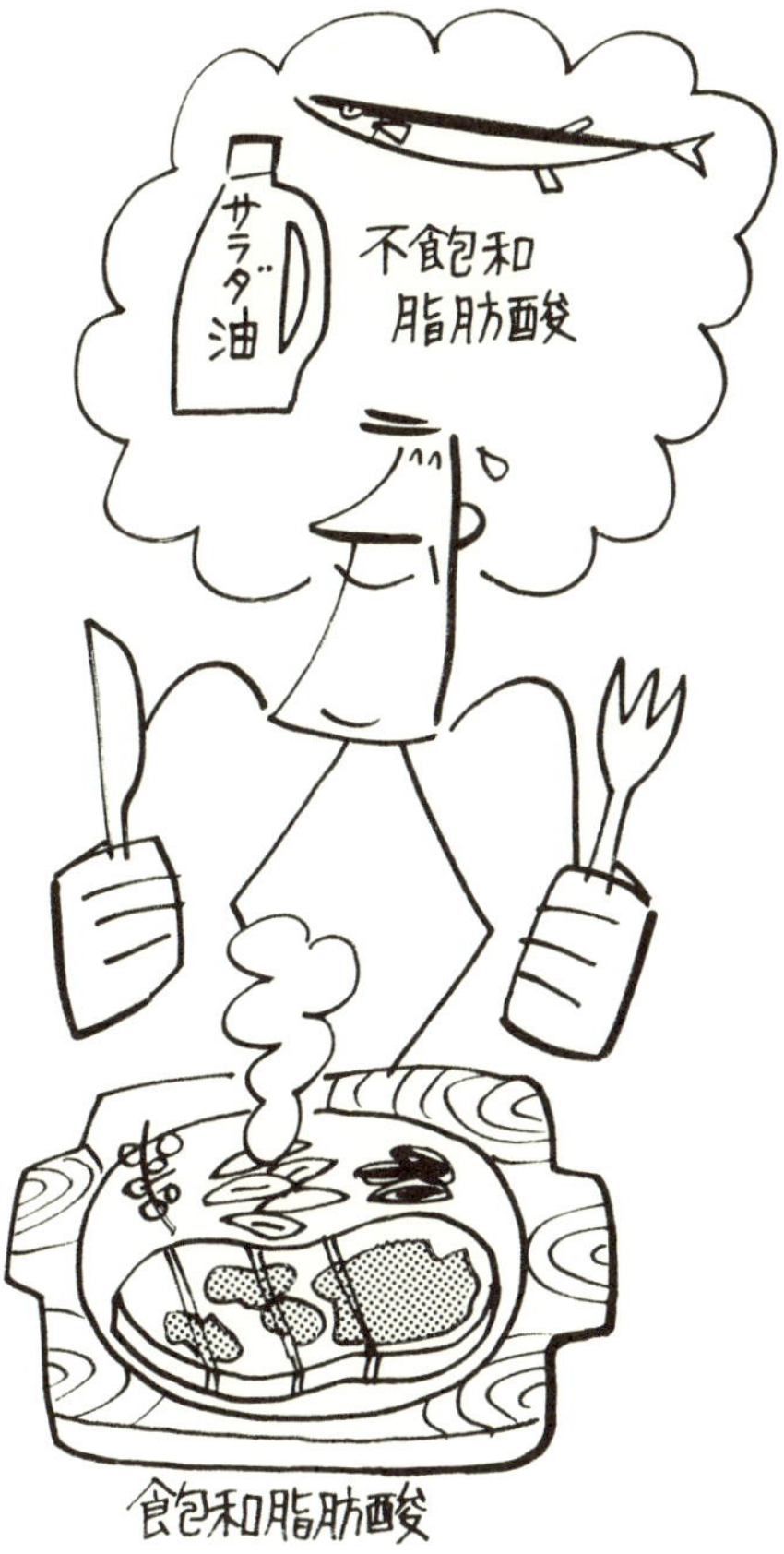

タンパク質と脂質は、自然に適量摂取になる

私たちの身体は、肉食を基本とすることで健康を維持できるように、もともとできているのです。草食動物が草から十分なタンパク質を得られるような仕組みは、人間の身体には備わっていません。

だから私たちは、成長、健康維持、自然治癒力のために、肉食が欠かせません。植物に含まれる炭水化物や糖はエネルギー源とその備蓄には大変有効でしたが、いまやその必要はなくなりました。だから、余った糖の害が現代人の身体をむしばむようになり、生活習慣病につながっているのです。非常に単純な事実です。

私たちの身体は、食べすぎて余った糖を体外に捨てることができません。これはタンパク質や脂質とは大きく違うところで、だから糖は身体にとっては食べてはいけない物質なのです。

タンパク質はアミノ酸に分解されて吸収されますが、もしも体内にアミノ酸が余った場

合には肝臓でアンモニアに換えたり、尿素窒素まで代謝して尿に捨てるという機能が人間の身体には備わっています。脂質についても、必要以上の量を体内に入れないように、腸管は脂質の吸収量を調節できるようになっています。

このようなアミノ酸や脂質の調節機能は、新陳代謝の度合いによって変化します。新陳代謝が盛んで基礎代謝量も大きかった若いころは、肉もいくらでも食べられたはずです。しかし、中高年になるとすぐに「お腹いっぱい」になります。これは身体が求めていないからです。

したがって、肉や魚中心の食生活にして好きなだけ食べていれば、それだけで適切な食事量になります。たとえ食べすぎても、身体が排泄してくれます。太ることはありません。面倒なカロリー計算など、まったく必要ありません。

糖をカットすれば自然に健康になっていく

また、逆にアミノ酸や脂質を十分に摂取しているかどうかが、その人の新陳代謝の度合いに関係しています。中高年になると新陳代謝が低下しますが、肉や魚のタンパク質を旺盛に食べている人は、年齢による新陳代謝量の低下も少なくなります。

いかに高齢になっても新陳代謝は終わることなく、生きているかぎり細胞は新しい細胞にとってかわります。身体の新陳代謝量に対して摂取タンパクが不足すると、体内の貴重なアミノ酸や脂肪酸は優先度の高い順に使われます。やむを得ず古いままの細胞で間に合わそうとしたり、壊れてしまった細胞をそのままにしておく、ということが起こってきます。それは細胞の突然変異であるガン細胞の発生にも関係します。

高齢者になったからといって肉を食べることを制限していると生命力が衰え、病気しやすく治りにくい身体になっていくのです。

私たちのクリニックで本格的な断糖食を実践すると、患者さんは「こんなに肉や魚ばかり、とても食べられません」と訴えます。しかし、やがてタンパク質が十分に入ってくるということを身体がわかってくると、それまで不十分だった新陳代謝がしだいに盛んになり、修復しそこねていた細胞の再生作業が始まります。

そうなると患者さんの食欲は、自分自身も驚くほど上がってきて、いくらでも食べられるようになります。

炭水化物や動物の脂肪がほとんど含まれない食事ですから、いくら食べても体脂肪にはなりません。それまで身体に付いていた体脂肪は糖質の代わりのエネルギーとして燃焼されるほうにまわり、十分に摂取するタンパク質はアミノ酸としてどんどん吸収され、筋肉、骨、内臓、ホルモン、酵素などの原料として使われるようになります。

しかも、クリニックではどのような患者さんにも、軽い運動が課せられます。細胞は活性化し、インスリン抵抗性は改善しはじめ、糖を切った効果とともに血糖値は自然に下がっていきます。こうして「高血糖症という症状」は消えていきます。

人間の身体の仕組みは基本的にみな同じですから、糖を切って、動物性タンパクをしっかり摂って、適度な運動をすれば、体質にかかわらず必ずこうなります。

糖の摂りすぎは身体のコントロール機能も冒す

私たちの身体はタンパク質（アミノ酸）や脂肪（脂肪酸）は、有効利用し、なおかつ体内の量をコントロールすることもできます。だから、いくら食べても食べすぎることはなく、それが身体に害を及ぼすこともありません。

糖質はそれができないから「毒」になる、といっているわけです。

私たちの身体が糖質をコントロールできないということは、感覚的にも理解することができます。それは「ベツバラ（別腹）」という、あれです。

甘いものが好きな人は、お腹いっぱいに食事をしたあとで、平気でケーキを食べたりします。満腹になって「もう食べられない」という状態になると、逆に甘いものが欲しくなるという人もいます。これは明らかに正常ではありません。

ご飯をつい食べすぎてしまう、という人も少なくありません。

肉や魚は、いくら空腹にして食べ放題の店へ行っても、適度に食べれば、それ以上はとても食べることができません。それは身体から伝えられる正しい「満腹」の反応です。

しかし、ご飯、麺類、スパゲッティ、お菓子といった炭水化物の食品は、いつまでたっても「あと一口」食べられる、というのが肥満症の人の共通の特徴です。いくら食べても飽きることはなく、むしろ食べるほど食欲が増しているのではないかと思うほどです。

これは、人間の身体が糖質をコントロールできない証拠です。また、私たちの祖先が少し以前まで飢餓状態というものをごく普通に経験していた（肥満で死ぬようなことはなかった）ことの証拠でもあります。身体はとにかく、飢餓に備えて、糖をいくらでも脂肪に換えようとするのです。

糖質の摂りすぎで肥満が起こり、糖尿病が起こり、関連するさまざまな生活習慣病が起こっていることは明らかです。それは、中学生でも理解できる単純な事実です。糖尿病や動脈硬化の患者さんを診ている医師がなぜこのことに注意しないのか、私には不思議でなりません。

すぐに始めよう、断糖食

ご飯は食べてはいけない、パンも麺類もダメ、というと、たいていの人は驚きます。「主食を食べなければ元気が出ない」とか「食事とはご飯のことだ」と決めつけて考えているからでしょう。

しかし、人間の身体はタンパク質や脂質からつくられているということ、余った糖は「毒」となることなどを思い出せば、糖質はやめるべきだということは当たり前のこととして理解できるはずです。

第1章でも述べたように、現在の糖尿病治療はほとんど意味のない治療ばかりです。食事は総カロリーで制限しても、空腹でリバウンドするだけで、効果は期待できません。原因である糖質だけをやめ、肉も魚も十分に食べることが正解です。アルコールも、適度に飲んでかまいません。

糖質を食べさせておいて、糖の吸収を遅くする薬を飲ませたりしていますが、これもまったく意味がありません。いくら糖の吸収を遅くしても体内に入る糖の量は同じで、身体の負担は変わらないのです。糖の吸収が遅いのなら、なぜそもそも糖をやめようとしないのかが不思議です。

糖尿病の薬としては、膵臓にインスリンをもっと出させるようなものも普通に使われていますが、第1章で述べたように患者さんの多くはインスリンは十分に出ているのです。むしろ、インスリン抵抗性によってインスリンが血液中に増えすぎているために問題が起こっているのに、さらにインスリンを出そうとしています。インスリン注射も同様です。患者さんの血液中のインスリン量をはかることもせず、そういう意味のない治療を漫然と続けても血糖値が高いという状態は改善するわけがありません。

1日1600キロカロリーの辛い制限食も、禁酒も、薬もインスリン注射もすべてやめて、ただ食事から糖をカットするだけで、高血糖症という状態は治まっていきます。これは、最初に述べたような誰にでもわかる単純な身体の理由があるからです。

糖尿病と診断された人はもちろんですが、私は現代人のほとんどは糖をやめるだけで健康度をアップできると思います。

肥満、血糖値が高い、中性脂肪が高い、血圧が高い、尿酸値が高い、すべて糖のせいです。そうした状態は、いまは病気ではなくとも、いずれ大変な病気につながっていくことは間違いありません。

断糖食によって、今から対処を始めるべきだと思います。

『終わった』とあきらめていた人生が蘇った。社長職を退いたあとで第二の人生スタート！

鵬図商事株式会社・**芝生幸夫**さん（59歳）

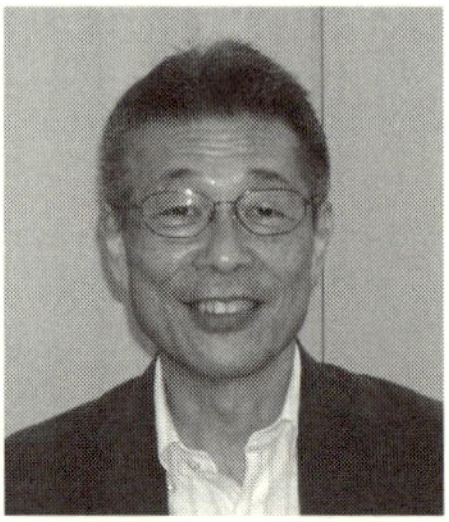

●「終わった」とあきらめていた人生

芝生幸夫さん、59歳。環境衛生機器・薬剤の専門商社『鵬図商事』の会長である。

芝生さんは30代から血糖値が高くなり、20年間、毎日4回インスリンを打ち続ける生活を送っておられた。しかし2年前、とうとう医師から見放されたことなどをきっかけに、社長職を後任にゆずることになり、「崇高クリニック」に入院。断糖に挑戦する。

治療は成功。インスリンとサヨナラできた。退院後も血糖値は安定しており、「もう終わった」となかばあきらめていた残りの人生を取り戻したのだ。

いまは、荒木先生の情報発信基地となるような店舗経営を息子さんとともにスタートされようとしている。

荒木先生にご紹介いただいて、東京・大田区の『鵬図商事』本社におじゃまし、まもなく「崇高クリニック」に入院する予定という息子さんも交えてインタビューさせていただいた。

芝生さんは引き締まった身体のダンディな熟年といった感じで、とても長年糖尿病を患っておられたようには見えない。現在、体重は58キロ。身長が170センチだから、むしろ痩せているほうである。体脂肪率は驚いたことに4・9％だという。

もちろん現在も「荒木メソッド」の食事を続けているが、ステーキなどは1パウンド（約450グラム）くらいペロリとたいらげてしまうらしい。

一方の芝生さんの息子さんの圭吾さんは、もとラグビー選手というだけあって、167センチで105キロ。血糖値は正常であるが最近の検査では肝機能がかなり低下しており、お父さんのすすめもあって「まもなく加古川に入院予定」という状態だった。圭吾さん自身、お父さんが健康になったことを見て納得しておられる。それが、圭吾さんも参画する新しい事業で「荒木メソッドの情報発信」を行っていくモチベーションにもなっているのである。

●1日1600カロリーを守れず、ずるずると……

芝生さんは、30歳のころに会社の定期検査で血糖値が引っかかった。当初は「境界型糖尿病」、つまり糖尿病予備軍だったのだが血糖値は徐々に上がり、やがて本格的な糖尿病と診断された。こうして糖尿病治療では定評のある総合病院に通い、血糖値コントロールの生活に入ったのである。

当時、体重は87キロ。もともと芝生さんは「グルメ」で、食欲は人一倍旺盛だったらしい。アルコールはいくらでも飲み、よく食べ、さらに甘いものにも目がなかった。若いころの基礎代謝が少しずつ悪くなっていくなかで、体重は増え続けていたのだ。

また仕事のうえでも責任ある立場になってストレスが増えたことも原因だったろうと、芝生さんは振り返っている。治療は開始したが、結局は歯止めがきかず、30代半ばでインスリン注射になった。

「1日1600キロカロリーという食事療法は、ただ糖尿病治療のためだけの生活ならできるでしょうけど、仕事で海外出張が重なったり取引先のお客様と会う機会も多いとなると、どうしても難しい。もともと食いしん坊ですから、辛いですよ。守れているときは体重が67キロくらいまで下がりますが、すぐにまた10キロくらい増えてしまって、血糖値も結局は少しずつ上がっていきました。いちばん悪かったのは5～6年前で、ヘモグロビンA1cが13％、血糖値は高いときで400以上でしたからね」（芝生さん）

血糖値コントロールはできるけれども、続かない。山あり谷ありをくり返しながら、結局は悪くなっていく。その対策として芝生さんがやっていたのが、自主入院だった。

糖尿病の血糖値コントロールは、入院して食事を厳しく管理されればたいてい下がる。そうなるとしばらくは退院して自分の生活に戻っても、ある程度の食事制限は守れる。芝生さんは2～3年に一度、悪くなってきたなと思ったら自主的に教育入院をして戻す、ということを続けてきたそうである。

「でも、結局は変わりませんでした。退院して、その気になって食事制限を続けるとすぐに痩せて血糖値も下がる。スーツが合わなくなるから新調するんだけど、そのとき『もう絶対に食べないぞ』と誓って、合わなくなった古いスーツは誰かにあげちゃうんです。また太ったら着られるなんて思わずにね（笑）。でも、やっぱり1年くらいたつと以前の体型と血糖値に戻って、また洋服を新しく買い直す。もったいない話で、そのくり返しでしたよ」（芝生さん）

16年ほど前、こんなことのくり返しでは本当に合併症が待っていると思い、決心してあれだけ好きだったお酒をやめた。当時、病院の先生から「水割り1杯なめても80キロカロリー」といわれていたし、飲めばよけいに食べると思ったからだ。

「それ以降は食事を野菜中心にして、低カロリーを続けました。それでも、とてもインスリンをやめるまでにはよくならなかったですね」（芝生さん）

●無神経な医師の言葉に恐怖、そして落胆

転機は昨年（平成18年）春におとずれた。

その少し前から、芝生さんはフィットネス・ジムに通いはじめ、血糖値コントロールにさらに意欲的に取り組んでいた。ところが、いつも通っている病院で定期検診を受け、担当医から話を聞いたときに、こんなことがあった。

20年以上の闘病生活のあいだで担当医は何人か変わり、なかにはいい先生との巡り合わせもあったという。しかし、そのときの担当医（結局、最後の担当医になったわけだが）は、芝生さんにいわせれば「無神経」だった。

そのとき、先生の口から、なにげなくこんな一言がもれたのだ。

「芝生さん、もうそろそろ合併症が出てもおかしくないよね……」

糖尿病を長く患っていると、たしかに合併症を引き起こすリスクはそれだけ高まる。当然のことながら芝生さんがいちばん恐れていたことも合併症だった。

「じつは先週から週に3回、ジムに通っているんですけど……」と芝生さんがいうと、

「あんた、そんなことやったってね、ずっと血糖値は高いんだから。そろそろ出てきても、おかしくはないんですよ」と叱られた。

合併症を起こさないように食事に注意しているし、運動も始めた。こうして病院にも通って、頑張っているのである。医師も患者も、なにより合併症を起こさないために治療に取り組んでいるのではないか……。

その言葉を聞いた芝生さんは、お腹に重い鉛のような塊を感じ、どうにもならない不安に駆られたという。治療に前向きに取り組んでいたときだっただけに、医師のその言葉で「もうなにをやってもダメなのか」という絶望感を背負わされた。

自分の人生の先にあるものは、なんなのだろう。失明、人工透析、足先の壊死、心筋梗塞……。芝生さんの恐怖と落胆は大きく、それがきっかけで1年早く社長の座を譲ることになったのである。

しかし、まだ神は見棄ててなかった。そんなことがあって半年ほどたったころ、ある会合で、やはり同じように糖尿病で苦しんでいる取引先の社長と会った。これが運命となった。

その社長は毎日深夜まで接待という生活で血糖値はなかなかうまくコントロールできず、お腹もでっぷりとせり出していたはずだった。ところが、その日見ると顔も体型も妙にスッキリしていて肌のツヤもいい。「いったいどうしたのか」と尋ねると、「じつは加古川のこういう先生を紹介されて2週間入院してきた」という。「いまは血糖値も安定して健康になりました」ということだった。

興味をもった芝生さんは、関西への出張の帰りに加古川まで足を伸ばし、荒木先生にお会いする。最初から入院するつもりで連絡したが、荒木先生の懇切丁寧な対応とじっくり聞かされた「断糖理論」によって、なおさら決心は固くなったという。

「いちばん心を動かされたのは、荒木先生から『インスリンはやめられるよ』といわれたことです。それは『治る』ということじゃないですか。それまで血糖値をコントロールするということは考えても、インスリンをやめるなんてことは思いもつかなかった。それを医師である荒木先生から簡単にいわれ、かつてなかったほどの希望と意欲がわいてきま

してね。実際、驚くほど簡単にやめられちゃったわけです（笑）」（芝生さん）

●新しい人生が始まった

こうして芝生さんは平成19年のゴールデンウィークから3週間、『崇高クリニック』に入院した。その直前に海外旅行へ出かけていたが、そのときも日に4回のインスリンは欠かさなかったという。

しかし、芝生さんの膵臓からはインスリンが出ていることが確認できたので、荒木先生からは入院と同時にインスリンの中止を指示され、そのとおりにした。そして、1週間の絶食（プロテインのみ）ののちに2週間の「断糖食」という、オーソドックスなプログラムをこなした。

結果的には、インスリンをやめても血糖値は上がらず、むしろ下がっていった。

「もう荒木先生を信頼していましたから、20年続けていたインスリンをやめる不安というのはありませんでした。入院当初、絶食を始めると少しふらふらする感じが出ましたが、塩分をしっかり摂るようにいわれたので実行するとよくなりました。『プロテイン飲料』だけでも、不思議に苦になりませんでしたね。

驚いたのは、2週目から始まった食事です。朝食からローストビーフが3〜4枚出て、2個入りの目玉焼き、鳥のささ身までついてる。昼も夜も、食べきれないくらいでした。でも、だんだん食べられるようになってくるんですね。タンパク質は、からだが必要としている分はいくらでも食べられるけど、十分になったらいらなくなるそうです。私のからだはまだまだタンパク質が足りないのだから、食べられるだけ食べろっていわれました」（芝生さん）

肝心の血糖値のデータを紹介しておこう。入院時、朝食前の数値は100前後だったが、肉や魚をもりもり食べ始めた2週間後には60代に下がっていた。食後の血糖値は140くらいだったものが、100程度に落ち着いていた。もう食べられない、というほど肉や魚を食べて、インスリンも打たずにである。

そしていま、冒頭に述べたように、芝生さんの風貌は精悍そのものといったところで維持されているのだ。

「前は、インスリンを打ちながら1日1600キロカロリーの食事を必死になって守っていたんだけど、それでもこんなに引き締まったからだにはなりませんでした。バランスにも注意するようにいわれていたから、野菜はもりもり食べていたし、果物も、もちろんご飯も食べていました。それでも腹が減って減って辛いわけ。血糖値も、あまり下がらない。

今は、糖質ゼロのふすまパンと、肉、魚は食べ放題でしょう。お酒はやめていますが、空腹感なんてまったくありません。毎食満足感を味わっています。それでいて体重はどんどん落ちて現在のところで維持しているし、インスリンを打ってないのに血糖値も正常。退院してから体調はいいいし、元気だし、第二の人生が始まったって感じですよ(笑)」(芝生さん)

●「荒木メソッド」の情報発信基地を開業

血糖値が500にも達して、糖尿病がいちばん悪かった6年ほど前、芝生さんはすでに自分には未来はないんだとあきらめていた。社長職に就いていたが、ちょうど会社の経営でもきつい時期だったそうで、「オレは60歳までは生きられないだろう」と覚悟していたという。

「だから、荒木メソッドの断糖食はこれからも一生、続けていきますよ。ただ、現実社会では、ほんというと、断糖食というのは決して簡単ではありません。加工食品には糖分やいろいろな添加物が入っているし、お付き合いでの会食ということも必ずあるでしょう。だから僕は、阿佐ヶ谷の自宅の一角にはローカーボ食のお店を開店し、啓蒙活動のための拠点をつくったんです。そこで荒木先生からのメッセージや情報をお伝えし、あるいは実際に断糖食の食品も販売したいと思っています。インターネットを利用したＷＥＢ会議の環境を整備して、全国に散らばっている人がリアルタイムで荒木先生からお話をうかがい質問もできる、というようなことも企画中です。退院されて社会に戻ったＯＢの方々の社交場としても使っていただきたいと思います。

そういった啓蒙活動を、これからは恩返し

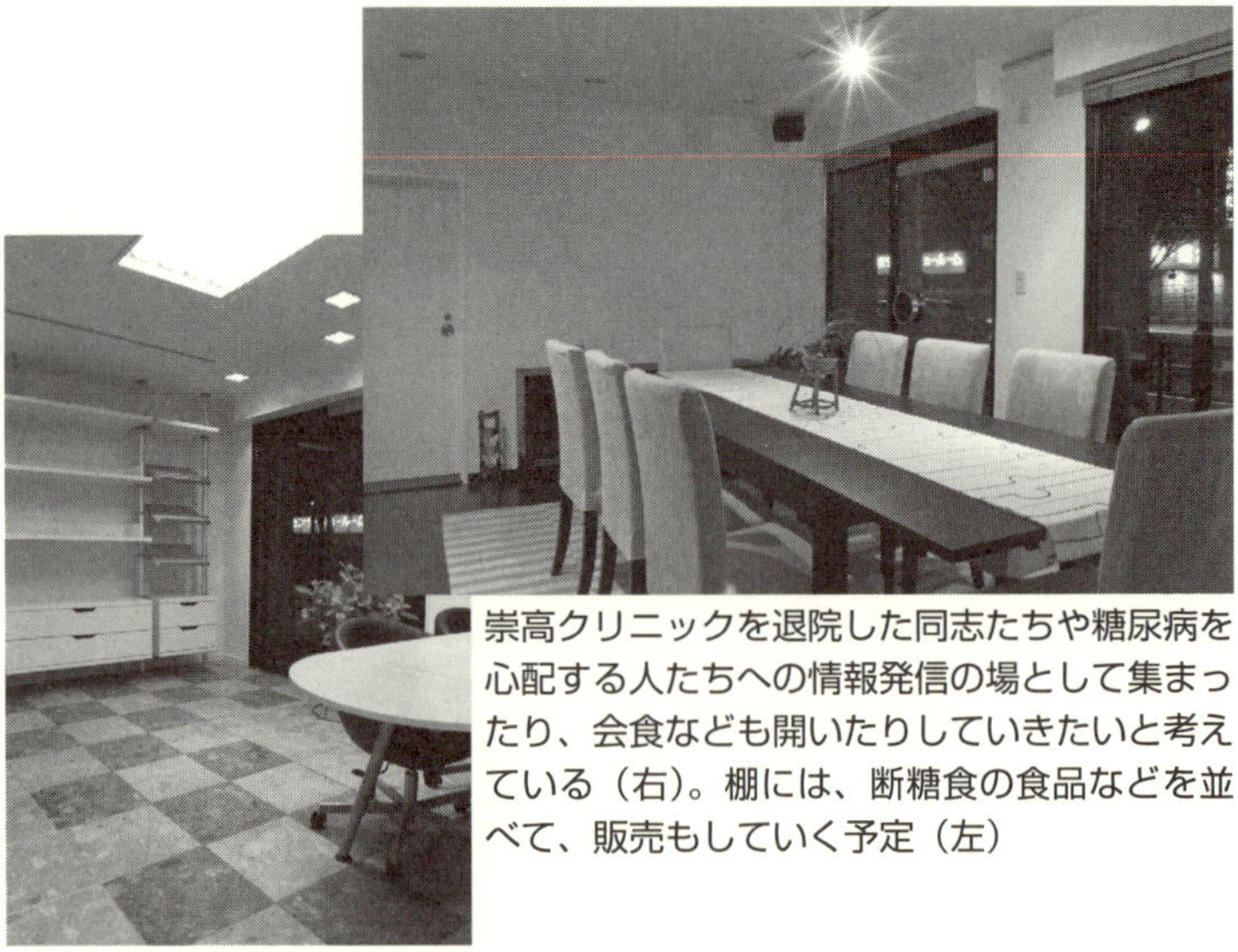

崇高クリニックを退院した同志たちや糖尿病を心配する人たちへの情報発信の場として集まったり、会食なども開いたりしていきたいと考えている（右）。棚には、断糖食の食品などを並べて、販売もしていく予定（左）

の意味も含めて、息子とともにやっていきたいと、いま燃えているんですよ。元気になりましたからね（笑）」（芝生さん）

荒木先生の断糖理論はとてもわかりやすいし、納得できる。なにより自分で実践して体重や血糖値を自分自身で測ってみれば、正しいことは一目瞭然にわかる。しかし、世の中の常識は「野菜は健康によい」「糖は必要でおいしい」と正反対であり、それが多くの病気の原因になっている。

そのことが実感できるから、崇高クリニックに入院して「荒木信者」になった人は、荒木理論を少しでも現実社会に浸透させようという使命感を感じるのかもしれない。

「糖は毒」ということを理解しているだけでも違う。少しずつ浸透していけば、多くの人の健康に寄与するだろう。

第3章

ハーバード大学での研究成果「荒木メソッド」

合理的に考えれば当たり前のこと

糖尿病治療に総カロリー制限は意味がない

私は、全国からやってくる糖尿病をはじめとする生活習慣病の患者さんたちに、独自の断糖食の食事療法を実践しています。食事から糖質を徹底的に排除し、肉類や魚介類の動物性食品を主体に食べるという方法です。

カロリー計算などはしませんし、食べたいだけ食べてかまいません。むしろ患者さんは食が細く、食べきれずに残す人も多いので、私は「もっともっと肉を食べてください」「食べなければ治りませんよ」と尻を叩きます。これに適度な運動も行ってもらって2~3週間の入院期間を終えると、誰もが血糖値をはじめ、血圧、中性脂肪、コレステロール、肝臓機能などの検査数値が大幅に改善されています。

一般的に糖尿病治療の食事療法というと、1日1600キロカロリーの範囲内で、糖質・タンパク質・脂質をバランスよく摂るというものです。制限カロリーの範囲内であればとくに食べてはいけないものはなく、患者さんのストレス解消のためかデザートのケーキや果物さえ許可されることもあります。

それまで大食していて、血糖値が300も400もあるような人なら、入院してこのような一般的な制限食しか出されなければ、すぐに血糖値はある程度下がります。しかし、同時に血圧や中性脂肪などの血中脂質の値が下がることはありませんし、退院して自分の生活に戻れば必ずといっていいほどリバウンドしてしまいます。

自分でコントロールして制限カロリーを守っていても、糖質を食べているからそれ以上は思うように下がりません。しかも1日1600キロカロリーを仕事もしながら続けることは非常に困難なことで、少しずつルーズになって、また以前の食べ方に戻っていきます。これは、誰でもそうです。患者さんの意志が弱いのではなく「無理」なのです。

挫折し、リバウンドするたびに糖尿病は悪化する

このような総カロリーを制限する糖尿病食は、血液中の糖を減らして、体脂肪を燃やすことを目的にしているはずです。しかし実際にはあまり効果はなく、むしろ挫折したときにもっと悪い状態になりやすいのです。

第一に、血液中の糖を減らしたいのに、糖尿病の制限食には糖質はかなり含まれていま

す。これが理解できません。

第二に、全体の総カロリーを減らした食事を続けていると、身体は貯蓄されているエネルギーを使うようになります。つまり痩せるわけですが、このとき体脂肪だけが燃えて落ちると思ったら大間違いです。

1日1600キロカロリーの生活を続けていると、身体は「飢餓モード」に入ります。できるだけ省エネで生きようとするのです。そのためにどうするかというと、身体は消費カロリーの7割をしめる基礎代謝を落とそうとします。基礎代謝でカロリーを消費する最大の器官が筋肉です。つまり、基礎代謝を落とすには筋肉を落とすのがいちばん簡単ですから、体脂肪よりも筋肉を落とすわけです。

ダイエットというのは一生続ける健康法という意味ですが、1日1600キロカロリーというのは長続きしません。「今日だけは……」「今回だけ……」ということが重なって、少しずつ元の食べ方に戻ってしまいます。すると、とくにトレーニングをしていないかぎり、今度は筋肉ではなく体脂肪が増えていきます。

こうして糖尿病の食事療法でリバウンドをくり返しているうちに、基礎代謝量はどんどん落ちて体脂肪のつきやすい身体になっていき、それがインスリン抵抗性をさらに悪くしてしまうのです。

とんちんかんな糖尿病治療の現状

一般に行われている糖尿病の薬物療法にも、これまで述べてきたように大きな疑問があります。

日本人のⅡ型糖尿病は、そのほとんどがインスリン抵抗性によるものです。つまり、インスリンは普通に出ているのです。そのインスリンというホルモンも、ほかの健康な人とまったく同じものです。インスリンは正常に分泌しているのに、それを受け取る細胞のほうの感受性が悪くなっている（インスリン抵抗性）から、血糖値が下がらないのです。

だから私は、糖尿病という病気ではなく、単なる高血糖症だといっているのです。糖質の摂りすぎで、細胞の活性が悪くなっているだけなのです。

患者さんの膵臓からはインスリンが十分に出ているのに血糖値が下がらないから、血液中には通常以上のインスリンがあふれています。高インスリン血症です。それがまた高血圧などのさまざまな問題を引き起こしているのに、膵臓にもっとインスリンを分泌させるような薬を処方しているのが現在の糖尿病治療です。インスリン注射も同様です。

食べた炭水化物をゆっくり吸収させるような薬も出されます。しかし、いくら糖の吸収を遅くしても、摂取した糖質はいずれすべて体内に入ります。身体が処理しなければならない量は変わりませんから、インスリン抵抗性がよくなることなどありません。

インスリン抵抗性を改善することが、Ⅱ型糖尿病の治療の目的です。そのためには、糖質をやめることがいちばん簡単な、しかもたった一つの確実な方法なのです。

医療は、この中学生でもわかることを実践しようとせず、なぜか、これまで踏襲《とうしゅう》してきた方法を漫然と続けているから糖尿病患者が増え続けるわけです。

「荒木メソッド」の実際、入院メニュー紹介

エネルギー代謝の道筋を変える

では、私がクリニックで入院患者に実践している「荒木メソッド」を簡単に紹介しましょう。

まず、患者さんが服用している薬で、必要ないと判断できるものはすべてやめていただきます。糖尿病の患者さんの場合、ほとんど必要ないものばかりです。インスリン注射も、必要ない薬物です。

インスリン抵抗性のために膵臓が酷使され続けた結果、本当に膵臓が疲労してインスリンを十分につくれなくなった患者さんには、インスリン分泌を促す薬の服用は続けてもらいます。ただし、一般的には、食事直前か直後に服用するのですが、私は就寝前に服用するように指示しています。

入院は通常、2週間です。最初の1週間は、食事はなしにして『プロテイン飲料』を1日3回から5回、食事がわりに飲みます。

『プロテイン飲料』はタンパク質以外にも必要な栄養素が含まれていて、肥満治療の食事療法などで使われています。当クリニックで使用しているものは、糖質も1袋に6グラム含まれています。本来なら糖質ゼロのものがよいのですが、ほかの類似品はどれも15グラム以上なので、糖質6グラムのものを使っています。1日に24グラム程度の糖であれば、基礎代謝だけでも消費されるので、食事をしないのであれば問題はありません。

1週間、『プロテイン飲料』だけを摂っていると、それまで体内に余っていた糖のほとんどすべてがエネルギーとして消費されてしまいます。人間の身体は常に基礎代謝が行われているので、糖エネルギーがなくなると、今度は体脂肪からエネルギーを得るようになります。エネルギー代謝の道筋が、糖代謝から脂肪代謝に変わるのです。

そのあと後半の1週間では、糖質をほとんど含まない、肉や魚介類中心の「断糖食」になります。このとき出されるメニューや食べ方は、患者さんたちが退院したあと、自分の生活のなかで断糖食を実践していくための参考になるわけです。

重症の人はこの期間を2週間として、トータルで3週間の入院になります。

昼間、患者さんがいなくなるクリニック

患者さんに運動の習慣をつけてもらうことも、入院中のとても大切な課題です。

当クリニックでは、朝食のあとは、すべての患者さんは「散歩」に出て行かなければなりません。リウマチで歩くのが困難な人は、院内で壁づたいでもかまわないので、とにかく歩いていただきます。

比較的元気な人は、水を入れたペットボトルを体力に応じて、リュックに入れて背負ったり、足に重しをつけたりして散歩に出かけます。

ただし、息が上がるほど懸命になって歩く必要もありません。だらだら、ぶらぶらで、かまいません。大切なのは、40分以上は休まないで歩き続けるということです。

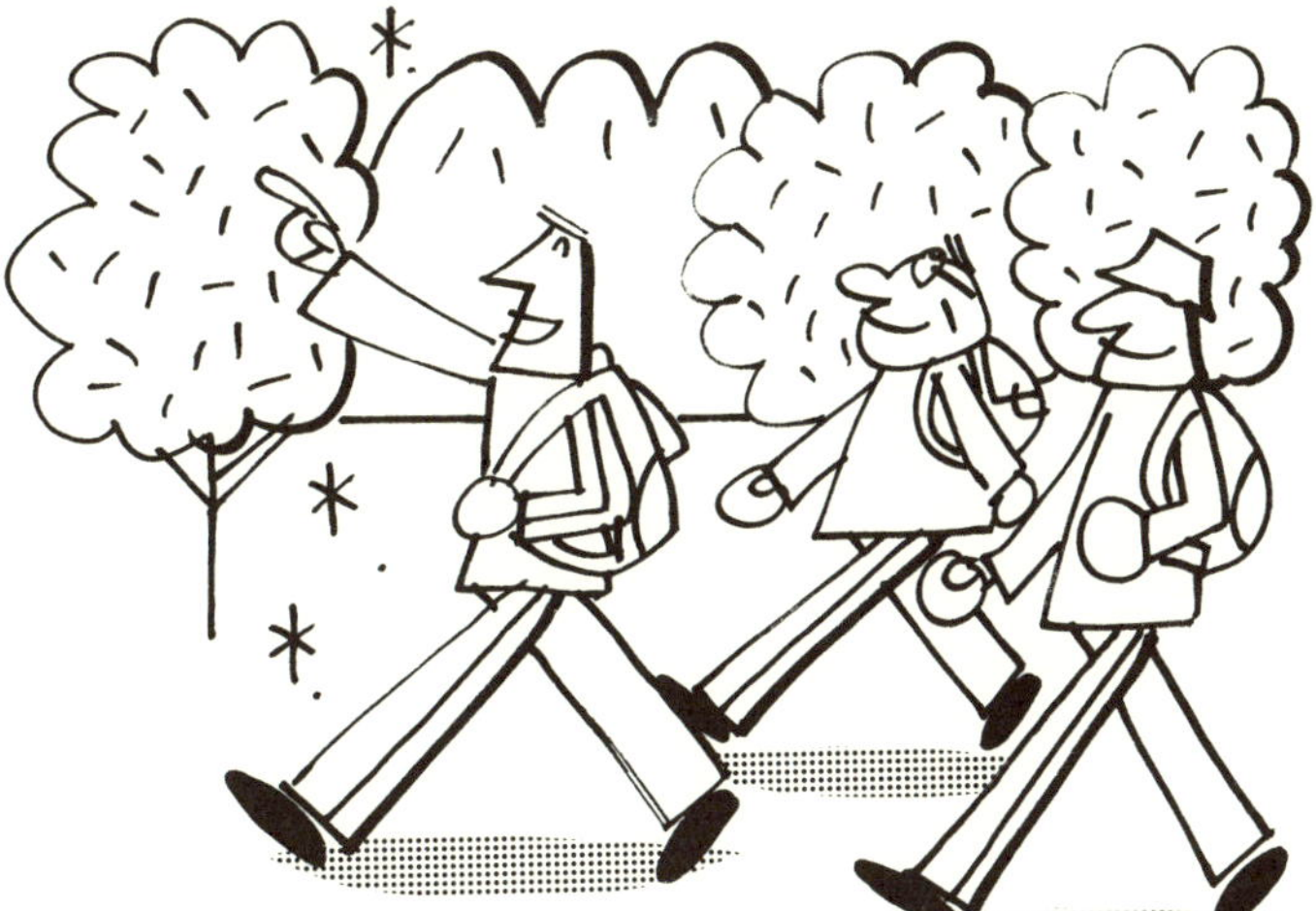

身体は、運動を始めて30分ほどは血液中の糖をエネルギー源として消費しますが、それ以降は体脂肪を消費するようになります。したがって、20分でやめてしまったら肝心の体脂肪を消費することができません。のんびりリラックスして、長時間続けて歩くという習慣を毎日つけておくことが大切です。

このような軽い運動でも、筋肉が落ちることを防ぐのに効果があります。筋肉はどんなに年老いても、運動によって成長することがわかっています。筋肉の量を維持しておくことは、年齢とともに低下する基礎代謝量を維持するうえで、とても大切なことです。基礎代謝量を維持しておけば、部屋でごろごろしているだけでも血液中の糖をたくさん消費することができ、健康の維持や病気の予防に役立つからです。

血糖値、血圧、体重、体脂肪率を毎日自分で計って記録

入院した患者さんに行ってもらう、もう一つ大事なことが、自分のコンディションを自分で計測して記録するということです。血糖値、血圧、体重、体脂肪率など、自分で測れる数値はすべて、1日に数回、自分で調べます。

これは、私が推奨している荒木メソッドによる断糖食を実践的に理解するうえで、とて

も大切なことです。また、自分自身の体調の改善が数字によって現され、それを自分自身で確認するということは、患者さんにとって断糖食を続けていくことの強いモチベーション（動機付け）になります。

Ⅱ型糖尿病は病気ではなく、高血糖症という症状です。その状態は自分でつくりだしたもので、それを病院や医者に「治してもらおう」と考えることから、そもそも間違っています。

高血糖症は自分が、自身の生活のなかでつくってきたのだから、必ず自分で改善していくことができます。それを実感として肌で理解するために、断糖食の実行と平行して、このような自己測定を励行することはとても重要なことです。

生活習慣から起こしている症状を治すには、患者さんが「何が悪いのか」を知り、それをやめることのモチベーションを高めることがいちばん大切です。そのためには、荒木メソッドを深く理解し、断糖食の価値観を高めてもらわなければなりません。

そのために、私は毎朝7時から1時間、入院している患者さんを前に「講義」を行います。糖とはどういうもので、私たちの体内でどのように変わるのか。タンパク質とは何か、脂質とは何か。人間の身体というのは、それらをどのように利用して生きているのか。そういった基本的なことを、わかりやすく丁寧に、何度もくり返し、お話しししています。

そこでは、一般的に信じられている「健康常識」をくつがえしてしまうような内容もあり、患者さんは「へ～？」という顔をしています。しかし、聞いてみれば簡単な理屈で、誰が聞いても納得できる話です。そこに健康になって元気になる秘密が隠されているわけですから、「自分もやってみよう」という気になってもらえるのです（一般に信じられている健康常識は、意外に間違っているものが多いものです。断糖食の実践のために参考になるものについて、次の項で紹介します）。

あるいは、患者さんと一緒にスーパーへ買い物に行ったり、一緒に手作りのウインナーをつくったり、ハイキングをしてバーベキューパーティを開いたり、ということも行っています。そうした人間的な交流をすることで、現代社会のなかで私たちは何を食べ、どのように生活していけば健康になれるのかを伝えているのです。

生活習慣病のほとんどに、薬は必要ないと思います。薬よりも大切なことが、たくさんあります。このように人間同士のつながりによって患者さん自身の意識を改革することが、本当の治療につながるのです。

食べもの健康常識のウソに注意！

野菜を食べないと、ビタミン・ミネラルが不足する？

患者さんに荒木メソッドによる断糖食を説明すると、さまざまな疑問が飛び出してきます。それらは一般的に「健康常識」となっているけれども、実は間違った常識から出てくる疑問です。

みなさん、入院して自分の血糖値が下がり、血圧が下がり、調子がよくなってくると理解してもらえますが、この間違った常識は非常に根強いので、ここでまとめて明らかにしておくことにしましょう。

第一に、野菜神話です。

糖を徹底的に排除する荒木メソッドの断糖食では、野菜も「青物を添えもの程度」しか口にしません。とくにニンジン、タマネギ、ジャガイモ、サツマイモ、サトイモといった根菜類にはたっぷり糖が入っているので注意します。またキャベツ、トマト、カボチャ、コーン（とうもろこし）など、よく料理に使われる野菜も「糖のかたまり」のようなものですから同様に避けます。

糖分や炭水化物がたっぷりで、タンパク源としてはあまり成績のよくない野菜は、食べる価値がありません。

すると、「とんでもない」という意見が出ます。「野菜を食べなければビタミン・ミネラルが摂れないではないか」というのです。糖尿病の治療を続けてきた患者さんたちも、肉を減らして野菜ばかり食べていたという人ばかりです。野菜が悪いなんて、聞いたことがない、と口をそろえます。ビタミン・ミネラル神話があるからでしょう。

人間の身体に必要な栄養素としては圧倒的にタンパク質の量が多いのですが、なぜタンパク質よりも何百倍も少量でいいビタミンやミネラルの不足ばかり気にするのでしょうか。健康も美容もビタミンさえ摂っていればOKかというように、薬局やスーパーにはサプリメントや健康食品があふれています。野菜が健康食だと信じられている理由のひとつも、ビタミンやミネラルの補給によいと思われているからです。

もちろん、人間の身体を維持していくためには、ビタミンやミネラルは不可欠な栄養素です。しかしそれは、ほんの微量で事足りています。しかも、ビタミンやミネラルを摂るならば、野菜よりも肉や魚を食べるほうが断然有利なのです。むしろ、肉や魚を食べないで甘いものばかり食べていると、ビタミンやミネラルが不足がちになります。

たとえば、エネルギー生産やホルモン合成に不可欠のビタミンB_6は、サケ、イワシ、マグロ、サバなどの魚、鶏肉などに豊富です。神経のはたらきに関係が深いビタミンB_1が多い食品といえば、なんといっても豚肉、そしてウナギです。赤血球や白血球、さらに遺伝子の材料となる核酸などを体内でつくるのに必要なビタミンB_{12}は、牛レバー、イワシ、カキやハマグリなどの貝類に多く含まれています。

老化を防止し、若々しさを保つ抗酸化ビタミンとして知られるビタミンEはどうでしょうか。これは小麦胚芽油やひまわり油などの植物油に多く含まれますが、ウナギ、アジ、シシャモ、ハマチ、サンマなどの魚にもたっぷり入っています。

カルシウムの吸収に重要な役割を果たしているビタミンDも、マグロ、イワシ、カツオ、サンマ、ブリ、サバなどの魚に豊富に含まれています。さらに、活性酸素の消去や皮膚や粘膜の新陳代謝に欠かせないビタミンAは、各種レバー、ウナギ、ギンダラなどの魚に多く含まれています。

肉や魚介類には野菜や果物ほどビタミンCはありませんが、かといって野菜や果物を食べる必要はありません。レバーはビタミンCが豊富です。ただしレバーの嫌いな人はサプリメントで補えばよいでしょう。

ミネラルについては、どうでしょうか。これも、しっかりと肉や魚介類を食べていれば、まったく問題ありません。

カルシウムを摂るなら牛乳や魚介類、ということは誰もがよく知っていることでしょう。不足すると糖尿病や皮膚病のリスクが高まるといわれる亜鉛は、貝のカキに断然豊富で、カニ、牛肉、タラコなどにもたくさん含まれます。鉄分はレバーや貝類、カリウムやマグネシウムも、いつも魚介類を食べていれば不足することはありません。

ミネラルのなかで注意したいのは、甲状腺ホルモンの材料となり、また新陳代謝を活発にする働きのあるヨードです。これは肉や魚介類にはほとんど含まれていないので、ワカメやコンブなどの海藻類で摂るようにします。しかしそれも、週に一度程度で十分です。

野菜を食べないと食物繊維が不足する?

食物繊維というのは、人の消化酵素では分解できない成分で、食べてもそのまま便として排泄されます。排泄されるものは栄養にはなりませんが、整腸作用(腸内細菌バランスの改善)や排毒作用(有害物質の吸着)など、食物繊維の有用性はよく知られています。

野菜や穀類には食物繊維が多いことはよく知られています。それは事実です。そこで、「野菜を摂らないと食物繊維が不足して大腸ガンにならないのか」という質問を受けることになります。

食物繊維は、食事として摂り入れるにこしたことはありません。しかし、食物繊維を摂らないことよりも、そこに一緒に含まれている大量の糖質を摂ってしまうことのほうが、身体への害は明らかに大きいのです。

ひどい便秘症であるとか、腸の健康に問題があるような場合には、食物繊維を摂る対策を考える必要もあります。しかし、そうでなければ、さほど神経質に心配することはないと思います。

食物繊維は大腸ガンを予防するといわれますが、厚生労働省が平成2年から12年間にわたって行った大規模な追跡調査（40代～60代の男女10万人を対象）では、食物繊維の大腸がん予防効果は確認されませんでした。本来、身体は解毒機能を備えていますから、正しいものを選択して食べる習慣があれば、食物繊維が少なくても問題になることはないと考えられます。

私たちのクリニックでは、小麦のふすまを原料にした糖質ゼロのパンを開発して、患者さんに利用してもらっています。患者さんの事例のなかでも紹介した「ふすまパン」です。これは若干のタンパク質以外はすべて食物繊維で、糖質はゼロですから、断糖食を実行しながら繊維を補給できるという意味でも好都合です。

また、この「ふすまパン」は、ごはんやパンを主食に食事をする習慣をもつ日本の患者さんに対して、断糖食を無理なく続けられるようにという目的で開発したものです。日本人は、どうしてもおかずだけではものたりない、味のない炭水化物がほしい、そのときのご飯やパンの代わりに「ふすまパン」を食べてもらおうと思ってつくったのです。

血糖値が高い人は、ご飯やパンをやめて「ふすまパン」にするだけで、血糖値は下がっていきます。それだけ、主食の糖質が多いということなのです。

糖を摂らないと脳の栄養が足りなくなる?

脳細胞というのは特殊な細胞で、活動するためのエネルギー源は糖だけにかぎられています。脳の唯一のエネルギー源が、糖なのです。「だから、砂糖は絶対に欠かせない大切な栄養素なのだ」という話は、どこかで聞いたことがあるのではないでしょうか。

荒木メソッドの断糖食を説明すると、この点で疑問を抱く人も少なくありません。

しかし、これは正しくありません。たしかに、脳にとって糖は最も使い易いエネルギーですが、だからといって糖を摂らなくても、脂肪から糖成分に作り変えられることが出来るので、絶対に必要なものではありません。睡眠中8時間以上糖を摂っていなくても、起床時に意識がハッキリしているのはその為です。

私たちが摂取する栄養素にはさまざまなものがあり、それぞれ役割が異なっています。そのなかで「必須栄養素」と呼ばれるものがあります。必須栄養素とは、人間が体内でつくることができないため、必ず食事から摂取しなければならない栄養素です。健康と生命を維持するために、食事から欠かすことができません。

必須栄養素は、必須アミノ酸と必須脂肪酸の2つがあります。アミノ酸というのは、タンパク質の材料となるもので、私たちの身体そのものをつくる原料です。筋肉も内臓も皮膚も髪の毛も、すべてタンパク質がなければできません。そのおおもとのアミノ酸のうち、8種類は人間の体内でつくれないので食事で必ず摂らなければならないのです。

脂肪酸は、いろいろな脂肪の材料となる栄養素で、私たちの血管やホルモンなどの材料として欠かせません。これも体内でつくることができないものがあります。

糖はどうかといえば、これは肝臓でつくることができるので必須栄養素ではありません。

したがって、断糖食を実行しても、脳がエネルギー不足になる心配もないということです。

私は、加古川でクリニックを開業して、断糖食を応用した肥満や糖尿病などの治療を始める前に実際に自分で試してみました。1年間にわたって徹底的に糖を摂取しない食事を続けましたが、低血糖になることもありませんし、脳がエネルギー不足になることもありませんでした。血糖値が下がって身体が楽になり、血圧が下がりました。

脳の主なエネルギー源は糖ですが、だからといって糖は必須栄養素で必ず摂取しなければいけないというのは誤りです。

肉を食べても血中脂質は上がらない、太らない

肉は太る、コレステロールや中性脂肪が増える、そう信じている人ばかりです。太るということは、つまり体脂肪が増えるということです。その意味では、肉は決して太る食品ではありません。

肉や魚介類には糖質はほとんど含まれず、ほとんどがタンパク質と脂質だけです。このため肉や魚介類は、炭水化物や甘いもののように、食べすぎてしまうことがありません。たとえ食べすぎたとしても、脂質は糖質のようにダイレクトに体内に吸収されることはあ

りません。また、体内に吸収されすぎて余ったアミノ酸はほかの物質に換えられて体外に捨てられます。

　肉の脂肪が気になるかもしれませんが、食事で摂取した脂質は、一緒に糖がないとほとんど吸収されないのです。砂糖のたくさん入ったタレにつけて焼いたり、ご飯をたっぷり食べながら、脂肪の多い肉を食べれば太るのは当然ですが、断糖食で糖を切って肉を食べれば太ることはありません（また、荒木メソッドによる断糖食では、肉の脂肪はカットするように指導しています）。

　肉を食べても太らないのは、肉食動物がみんなやせこけているのを考えればよくわかるでしょう。逆に、象や牛のように植物だけ食べる草食動物のほうが、身体が大きく成長します。

　太るというのは、体重が増えることではなく、体脂肪が増えることです。なぜ糖質を食べすぎると太るのかといえば、吸収されたけれどもエネルギー源として使われなかった糖質は中性脂肪に変換されて血液中に送られ、脂肪細胞のなかに蓄えられるからです。

　ご飯やパンや麺類、甘いケーキや果物などに含まれる糖質は、体内で体脂肪に換えられ、身体に蓄えられているのです。血液中の中性脂肪値が高いのは、肉の食べすぎではなく糖質の摂りすぎなのです。

肉が悪いというイメージは、おそらく動物性脂肪も糖も日本人とは桁違いに摂取することによって動脈硬化を起こし、心臓病を起こしているアメリカ人に対する研究結果を、日本人が鵜呑みにして考えた結果ではないかと思います。

糖は健康に悪く、肉は健康によい。糖は太るけど、肉は太らない。それが、正しい健康常識なのです。

実践すれば、100%よくなる。やるかどうかは、その人次第だけどね

橋本誠さん（仮名・70歳）

●インスリン注射学習のための入院

橋本誠さん（仮名・70歳）は、現在では大企業の特別顧問という立場にある。

柔道家としても有名な方で長く第一線で活躍されていたが、どのスポーツ選手もそうであるように引退後、やはり少しずつ太っていった。現役のとき78キロだった体重は、いつしか95キロ。さらに激務の営業職でハードな毎日を送っていたこともあって、50代になってから少しずつ血糖値が上がっていったのである。

「54、55のときに血糖値が150を超えて、それからは薬を飲むようになりました。でも相手に合わす仕事だから、宴会で何も食わずに水飲んでるわけにもいかないし、あまり身体のことを気にするタイプじゃなかったんで（笑）、薬を飲む以外はとくに注意もしな

かったんです」(橋本さん)

荒木先生によれば、橋本さんは若いころから柔道で鍛えていたため筋肉量が多く、少し散歩でもすればすぐに血糖値が下がるタイプなのだという。そのためか血糖値は長年にわたって一進一退をくり返しながらも、インスリンのお世話になるほどには上がらずにすんでいた。

しかしそれもいよいよ難しくなったのが、平成18年の8月だった。血糖値が290、ヘモグロビンA1cが9・9%。この数字を見た医師は、すぐに入院をすすめた。血糖値を下げるためもあるが、退院後もインスリンを自分で打って生活していく「練習」を行うための入院でもあった。

「さすがにインスリンはいやでしたからね。私は担当医の先生に『ちょっと待ってください、治してみますよ』といって、かろうじて逃れました。それで荒木先生のところに入ったわけです」(橋本さん)

入院をすすめられる少し前、橋本さんはたまたま北陸地方の支店長から荒木メソッドについて聞かされていた。その支店長は友人とともに『崇高クリニック』に入院し、すっかり減量して健康を取り戻していたのだ。

「いや『すごいよ～、酒飲めるよ、肉食えるよ』って彼がいうし、それで本当に元気になっちゃってるんだから興味をもちました。ただし、そのときはご飯が食べられないってことは知らなかった（笑）。それから間もなくインスリン入院の宣告を受けたものだから、その前に荒木先生のところでチャレンジしたかった、ということです」（橋本さん）

●炭水化物をやめて健康になる道を選んだ

橋本さんは、平成18年9月中旬から10日間、『崇高クリニック』に入院した。普通は最低2週間だが、入院前の3日間は家で食事は摂らずプロテイン飲料だけで過ごすように指示を受けていた。

そして入院してからは、荒木メソッドの断糖食である。ほかに漢方薬も処方された。

「かかりつけの病院で出されていた薬と同じような薬も、荒木先生から出されました。ただしそれまでは朝飲んでいたんだけど、荒木先生は寝る前に飲めっていうんですね。そこはかなり違うらしいです。この薬は退院してからも飲んでいますが、『血糖値が落ち着いているようだったら半分にしてください』といわれています」（橋本さん）

肝心の荒木メソッドの断糖食については、どうだったのだろう。

橋本さんもお酒が好きな一方で甘いものにも目がなく、酒場にシュークリームやケーキを持っていくほどだった。しかも、飲んだあとは必ずラーメンや寿司を食べる。「食事でご飯を食べないということは、日本人には考えられないことだ」ともいう。

「肉や魚は食えるけれども、やっぱり辛いのは当たり前です。でも、私はさほど感じなかった。退院してからも、炭水化物は極力摂っていません。それは、人間、辛いことでもよい結果が出れば、辛くなくなるってことですよ。数値が面白いくらいに正直に出ますからね。誰だってインスリン打って生活するのはイヤだし、早死にしたくないわけだから。

結局、その結果を見てどうするかは自分が決めることです。その人の心の問題。この年になって食べたいものを我慢したくない、という人もいるでしょう。私は、炭水化物をやめて健康になることを選びました。でも今では我慢という感覚はまったくなくて、これが普通で自然という感じになってますよ」（橋本さん）

たしかに、数値の結果が出て実際に健康を自覚できるようになれば、大きな励みになる。

しかし、1日1600キロカロリーの食事制限では結果は出ないのだろうか。

「いや、普通は血糖値なんてそんな頻繁に測らないでしょう。多くても年に数回の血液検査です。一般的には総カロリーで見て食事全体を減らすやり方だから、患者にとっては何を食べたら悪いのかという感覚も薄い。ところが荒木先生のところでは、患者に毎日、毎食後、自分で血糖値を測らせます。退院してからもやらせる。もしも我慢できなくてラーメンや寿司を食べて測ると、いくら量を抑えたって先生のいっているとおりに血糖値はポ～ンと上がるんです。『こういうものを食べたらいかんよ』といわれたものを食べると、まちがいなく上がる。ああ、やっぱり先生のいっていることは正しいな、ということがそれで身にしみてわかります」（橋本さん）

●薬では治らない、「自分で治す」

荒木先生が医師としてすごいのは、入院患者とマンツーマンで人間同士のつきあいをしながら「自分で治す」ということを教えてくれることだと、橋本さんはいう。だから、患者さんには厳しい。「インスリンがまったく出なくなって糖尿病になっているわけじゃないんだから、そんなものは病気じゃない。甘えるなー」というわけだ。リウマチで歩くこともままならないような患者さんにも、「歩いてください」と容赦がない。

一方で『崇高クリニック』では、毎朝7時から約1時間、荒木先生の「講話」があり、患者さんは熱心にそれを聞く。まずはそこで「荒木イズムの洗脳」を受けるわけだが、ユニークなのは理屈の講義だけではなく、実践編がある、ということだ。

たとえば、退院して自分の生活に戻ったときにどのような食品を摂ればよいのかということを毎日のように聞かされるが、それだけではわからないことも多い。そこで荒木先生は薬剤師で奥様の里先生とともに入院患者さんを引き連れ、近くのスーパーへ出かける。そして「さあ、これから食べていいものを探してください」と各自にカゴを渡し、レジへ持っていく前に「これは砂糖漬けですね、これはとてもいいですよ～」とそれぞれ指導してくれるのだ。

患者さんはみな減量や糖尿病治療で入院しているのだが、院長主催で食べ放題のバーベキュー大会を開くこともある。

「バーベキューのできる公園までハイキングをして、そこでバーベキューです。奥様が先乗りして準備してくれているから、僕ら入院患者は先生と歩きながら、途中でビールやら焼酎やら氷やら買っていく。こんな病院、ありますか（笑）。

僕は先生と奥様に誘われて、入院中に飲みに行ったこともあります。近くの居酒屋へ。そこでもメニュー見ながら『これは食べてもよろしい。これはいかん』『このビールはダメ、飲むならこの銘柄』という具合に指導してくれる。いずれ退院すれば酒を飲む席にもつくわけだから、そのときのための訓練なんですね。こんな医者はいませんよ。糖尿病の患者はよく知ってると思うけど、『オレのいうことが聞けないなら、お前、もう来なくていいよ』という感じの先生は多いんです。だから、こんなふうにマンツーマンで人間として対してくれる医師が異端児になるんだね」（橋本さん）

退院してそれぞれの生活に戻ると、多少はリバウンドして血糖値が上がることもあるかもしれない。しかし、このように自分で何が悪いのか、何がいいのかをしっかり理解して退院していれば、すぐにまた修正して血糖値を下げることができる。それがいちばん大切なんだということを、荒木先生と奥様の里先生は教えているんだというのである。

●出家信者として「荒木メソッド」を布教？

崇高クリニック退院時、橋本さんの体重は5キロ落ちた。問題の血糖値も130㎎／dl、ヘモグロビンA1cの値は8・4％と大きく下がり、結局インスリン注射は逃れることができたのである。

退院後、ビジネスの世界に戻った橋本さんは、食事コントロールの難しい海外出張をこなしながらも荒木メソッドの断糖食を続ける。すると数カ月のうちにヘモグロビンA1c

の数値は７％台、６％台とどんどん下がり、最低で５・４％まで下がったという。
「退院して約１年後、久しぶりにかかりつけの病院で検査を受けたときは、５・８％でした。１年前は９・９で即入院だったわけだから、先生はびっくりして『どうしてこんなに下がるんですか。なにかされてるんですか、教えてください』と聞かれましたよ。私が説明すると『ダイエットのためにやってみようかしら』なんて笑っておられたから、その先生はものわかりがいいほうですね（笑）」（橋本さん）
退院してから橋本さんは、周辺に「危険人物」を見つけては、荒木イズムとその方法を説いてまわっているそうだ。
「社内では『橋本会長はへんな新興宗教にでも入ったのか』と噂になってます（笑）。でもまさにそんなようなもので、僕は出家して信者になって布教活動しているようなものです。彼らは間接的に荒木先生の教えを知って、崇高クリニックに入院しないで自分たちの生活でそれぞれ荒木メソッドを実践します。まあ、在家信者ですな（笑）。それでも、その気になって実践すれば、結果は１００％出ますよ。これは間違いない。血糖値が高ければ下がるし、中性脂肪も血圧も下がる。肝臓機能が悪ければ、改善される。ご飯のかわりに荒木先生と里先生が開発した『ふすまパン』（炭水化物ゼロのパン）にして、甘いものをやめて野菜を控えるだけで検査数値が改善する。それははっきりしているから、あとは本人がどう考えて、やるかやらないかだけなんですね」（橋本さん）

なかには入院を決意する人もいる。インスリンを打っていても血糖値が170という橋本さんの友人は、すすめられて荒木先生の著書『断糖宣言』（エディットハウス刊）を読み、平成19年7月に橋本さんとともに2週間、崇高クリニックに入院した。

「僕は悪くなっていたわけじゃないんだけど、『一緒に行ってくれ』というからオーバーホールのつもりで2度目、行ってきました。彼の血糖値も正常値になりました。心臓が悪くなっていて不整脈が出ていたのですが、血糖値が下がって手術ができるようになって、いま順調に回復してますよ」（橋本さん）

●家庭で断糖食を実践、検査数値が大幅に改善した

橋本さんの「布教」によって荒木メソッドの断糖食を自分なりに実践し、半年で約20キロの体重を落としたKさんを紹介していただいた。

Kさんは36歳の男性、橋本さんが特別顧問をしている会社の営業部の課長である。橋本さんと同じように学生のころは柔道に打ち込んでいたが、やはり引退して勤めるように

なってから太りだした。糖尿病の家系だそうで、実は合併症でお兄さんを亡くしてまだ間もない、ということだった。

Kさんが橋本さんから話を聞いたのは、平成18年10月。そのとき体重は107キロで、ヘモグロビンA1cは、その年の夏のデータで6・2%だった。「まだ序の口だけど、このまま放っておけばダーッといく。そういう血筋だから」と橋本さんは心配している。

「お話をうかがって、糖になる炭水化物はいっさいダメだけどタンパク質はできるだけ食べよう、というのは非常にわかりやすかったです。柔道やっていたころは減量もしていましたから、カーボンカットというやり方も知ってました。ただ、酒は飲んでもいいっていうのはアヤシイと思いましたけど（笑）」（Kさん）

Kさんはご飯をやめて『ふすまパン』にし、極力、肉、卵、魚だけの食事を心がけた。缶コーヒーや甘いものもやめた。その結果、3月には88キロまで体重が落ちた。そして、その年の6月の定期検診では数値が軒並み大幅に改善した。検査結果のシートを持ってきていただいたので紹介させていただくと、次のような変化だった。

まず、前年の検査で120台だった空腹時血糖は90台に改善。100－160くらいで血圧降下剤を飲んでいた血圧は、いまは薬を飲まずに80－130程度。6・7%だったヘモグロビンA1cは5・2%に下がった。血中脂質も大幅に減って、総コレステロールは225から189に減り、中性脂肪も273から150になった。一方で、動脈硬化の予防に必要といわれるHDL（善玉コレステロール）は225と、少し増えている。

「僕はほんとうに意志が弱くて、絶対に禁煙できないし、ダイエットも何度も失敗してます。でもこれは、さほど辛いこともなく、続けることができました。慣れてくると、昼一食くらいなら抜かしても大丈夫になります。いままでの炭水化物も摂っていたダイエットだったら、腹が減ってイライラしてしょうがなかったんですけど、それがないから難しくはないと思いますよ」（Kさん）

「だから、荒木先生のいうことは、非常にまっとうなことなんです。きちんとやれば、誰だって必ずよくなる。身体はそういうふうにできてるってことです。ただそれは、医者がやらせるもんじゃなくて、本人が自分で決めてやることなんですね。荒木先生は、その道にわれわれを導いてくれているだけ。その姿勢が、ふつうの先生には見られない荒木先生の素晴らしいところだと思います」（橋本さん）

いわゆる在家信者であるKさんも、自分で体験して結果を手にして、そのことを身近な友人知人に「布教」しはじめているという。こうして体験して効果が実感されることによって、自然に荒木メソッドが「健康一般常識」として広まってくれば、糖尿病の増加にも歯止めがかかってくるのかもしれない。

第4章

家庭で実践しよう！「荒木メソッド」

断糖食の「5つの約束」で、お腹いっぱい食べて糖尿病にサヨナラ

自分の将来のために、食生活に改革を

Ⅱ型糖尿病がなぜ治りにくいかといえば、高血糖という状態が感染症や器質的な障害が起こっているわけでもないのに、これを病気と称して治療している、その方法が適切ではないからです。

高血糖の状態が治ればいいわけですから、糖の摂取をやめればいい。事実、私のクリニックではその方法で大勢の糖尿病患者が薬やインスリン注射をやめ、本来の健康を回復しています。

しかし、なぜか糖尿病の患者さんを診ている医師たちは、この誰にでもわかる単純な事実には目を向けず、合併症が起こるまで漫然と薬やインスリンを出し続けるばかりです。

荒木メソッドによる断糖食は、入院しなければできないというほど難しいものではありません。大切なのは「糖は摂らない」ということで、肉や魚や卵は食べたいだけ食べられるし、アルコールだって飲んでもかまいません。

ただ、食習慣というのは頭で理解してもなかなか簡単には変えにくいものです。ご飯とおかずという食事を長年続けてきた人が、その食べ方をやめるのは、別の意味で大変かもしれません。

そこで必要なのが、「糖は摂ってはいけないんだ」という強いモチベーション（動機付け）です。

インスリン抵抗性のために血糖値が上がっていて、それがさまざまな病気のもとになっていること。人間の身体は糖という物質をうまく処理できず、あまると体脂肪として蓄えたり、組織にくっついて悪さをするということ。いずれも放置しておけば、生活習慣病の悲惨な結末に近づいていくことになります。

糖尿病治療で悩んでいる人は、本書をじっくり読んで食生活を改革すべきだと思います。それは何よりも、自分の将来のためになるはずです。

まず「スタートする」ということが大切です。あまり厳密に考えて細かい部分にこだわると、かえって何もできなくなるものです。優先順位をつけて、できることから始めてみるといいでしょう。

まずは、荒木メソッドの断糖食を実践するときに守るべき基本的な重要ポイントです。

《断糖食の約束①》間食、デザートはやめる

第一に「甘いものはもう食べない」ということです。これは1カ月とか3カ月という話ではなく、死ぬまで続ける、ということです。

甘党の人は「これがいちばん難しい」と思うかもしれませんが、実際にやってみると、さほど辛いものではありません。「甘いものが食べたい」と思うのは単に習慣で、いわば「糖の中毒」になっているだけだからです。甘いものを食べずにいれば、自然に欲しくなくなります。

むしろ、それを食べれば血糖値がビュンと上がるのかと思うと「見るのもイヤ」となります。実際、久しぶりに甘いものを食べたあとは、なんとなく身体がだるくなったり、気分が悪くなったりするようになります。いくら甘党の人でも、そのように変わってきます。

糖の入った缶入りの清涼飲料水やコーヒーも、もちろんやめます。無糖の飲料水はいくらでもあります。

《断糖食の約束②》ご飯、麺類、パン、パスタは食べない

次は、三度の食事で、いわゆる「主食」をやめます。米や麦といった穀類には、タンパク質も含まれますが、ほとんどは炭水化物です。ご飯は軽くよそっても、1杯で30グラム以上の糖が含まれています。

麺類も、パンも、同じようなものです。日本蕎麦はヘルシーな食品として人気がありますが、蕎麦も穀類ですからほとんどが糖質です。

日本人が考える食事はこれらの炭水化物が主体で、それが小さいころからの食習慣となっているでしょうが、それをやめるのです。これを打破することが、断糖食の2つ目のハードルです。

カロリーダイエットは、食事の量を極端に少なくするために、どうにも空腹で耐えられなくなります。それを考えれば、ご飯を食べない、麺類を食べない、パンは食べない、その代わり肉や魚はいくらでも食べていいという食事は、さほど辛いものではないはずです。

やはり、主食のご飯や麺類やパンを食べると血糖値が急激に上がる、身体に悪いということをしっかり理解していれば、食べたいとも思わなくなります。糖をやめて健康になっ

た実感も、そのお手伝いとなるでしょう。

何を食べたらいいかわからない、と思うかもしれません。

たとえば、朝食は、安価で栄養豊富な卵（2つくらい）を中心に考えます。昼食については、自分で穀類を入れないお弁当を持参するのがいちばんですが、外食の場合には、定食などのご飯や野菜を残す、ハンバーガーの中身だけ食べる、といった方法も考えられます。夕食も同様です。

目安として、摂取する炭水化物の量は、食事全体の重量の3％程度に押さえることが理想です。肉や魚介類の中にも糖質は含まれていますから、ご飯、パン、麺類などをいっさい食べずに、箸休め程度の野菜を食べれば、摂取する炭水化物の量はその程度になります。

《断糖食の約束③》余分な動物性の脂肪はできるだけカットする――

肉類はお腹いっぱい食べてもかまいませんが、牛肉や豚肉の余分な脂肪分はできるだけカットして調理するようにします。外食では、脂身を残します。魚についている脂肪については、必須脂肪酸も含むものですから、積極的に摂取してかまいません。

脂質は、植物油から摂るようにします。

ただし、マーガリンなどの植物油製品には注意が必要です。

植物油はもともと酸化しやすく、変質が早いため、マーガリンをはじめとする植物油製品には、水素を添加して酸化しにくくしてあります。これがトランス型脂肪酸で、動脈硬化を早めて心筋梗塞のリスクを高めるといわれています。トランス型脂肪酸は、アメリカではすでに禁止されている危険な油脂です。

普通のパンを食べる機会がなければ、マーガリンを摂取することもないかもしれません。

《断糖食の約束④》野菜は添え物程度

野菜は、基本的には食べなくてもかまいません。野菜の栄養価値よりも、そこに含まれる糖質の問題のほうが大きいからです。

それでも、野菜も現代人の食生活のなかで大きな部分を占めているので、口にする機会も多いでしょう。とくに、どのような野菜に注意すべきなのかについては、あとで詳しく述べることにします。

《断糖食の約束⑤》果物は絶対に食べない

どの果物にも、糖質がたっぷり含まれています。しかも果物に含まれる果糖は、ブドウ糖のように代謝のためにインスリンを必要としないので、ストレートに吸収されてしまいます。果糖は、食べるだけ体脂肪になると考えればよいでしょう。

水分補給、ビタミン、ミネラル、食物繊維の摂取など、果物を食べるメリットがないわけではありませんが、これだけの糖を含む食品は「砂糖菓子」のようなもので、やはり徹底的に避けなければなりません。

なぜ糖尿病だと禁酒しなければならないの?

糖尿病の患者さんには、ストレスは禁物です。ストレスはアドレナリンなどの、血糖値を上げるホルモンの分泌を促しますし、またいちばんの問題であるインスリン抵抗性を強くしてしまうからです。

ところが、糖尿病の医療は患者さんにストレスばかり与えています。1日1600キロカロリーで我慢せよというのは、最大のストレスです。また、お酒が好きな人にとっては「禁酒」もまた大きなストレスになるでしょう。

もちろん、二日酔いになるほど飲むのは、誰だって身体に悪いのです。しかし、晩酌程度に飲んでいる習慣を、糖尿病だからといって完全にやめさせる必要はまったくありません。

糖尿病の患者さんはなぜ禁酒をいいわたされるのかというと、とにかく全体の総カロリーで食べもの飲みものを制限しようという、意味のない食事制限のためです。お酒も砂糖もタンパク質も、まったく同じ「カロリー」としか見ていません。愚の骨頂です。

もう一つは、お酒を飲むとつい食べすぎてしまうから、という理由でしょうか。これも総カロリーをみて制限しようとするから、そんなおかしな理由が出てくるのです。

しかし、ご飯や甘いものを食べながらお酒を楽しむ人はいません。たいてい魚介類や肉がメインになるはずです。いわば身体によいものばかりですから、むしろ食欲を増進させるためにも好きな人は晩酌を励行しなければなりません。

ただし、飲んだあとにご飯ものを食べたり、そばやラーメンをするというのは、絶対にしてはいけません。断糖食を守っているからこそ、アルコールも楽しむことができるのだと考えてください。

アルコールを飲みすぎると脂肪肝になるといわれますが、これは本当です。なぜなら、アルコールには身体に蓄えられている脂肪を脂肪酸として肝臓の内部へ移動させる作用があるからです。アルコールの処理に疲れた肝臓は、この脂肪酸を処理しきれず、再び肝臓内で中性脂肪（体脂肪）に再合成してしまいます。

それも、翌朝まで残っているような飲み方をしなければ問題ありません。

しかし、お酒にもいろいろあります。糖が含まれてるアルコールも少なくありません。それは荒木メソッドの断糖食の作法にしたがって、口にしてはいけません。

アルコール発酵は糖によって進みますから、アルコール度の高いほうが糖質は少なくなります。その意味では日本酒、ワイン、ビールなどの醸造酒より焼酎やウイスキーなどの蒸留酒のほうがいいわけですが、醸造酒でも質のいいものを選べばかまわないでしょう。

選択してはいけない醸造酒とは、糖類が添加されているものです。ビールでいえば、麦芽以外に米やトウモロコシなどの粉が発酵に使われているものも少なくありません。できれば麦芽100％のものを選びたいものです。

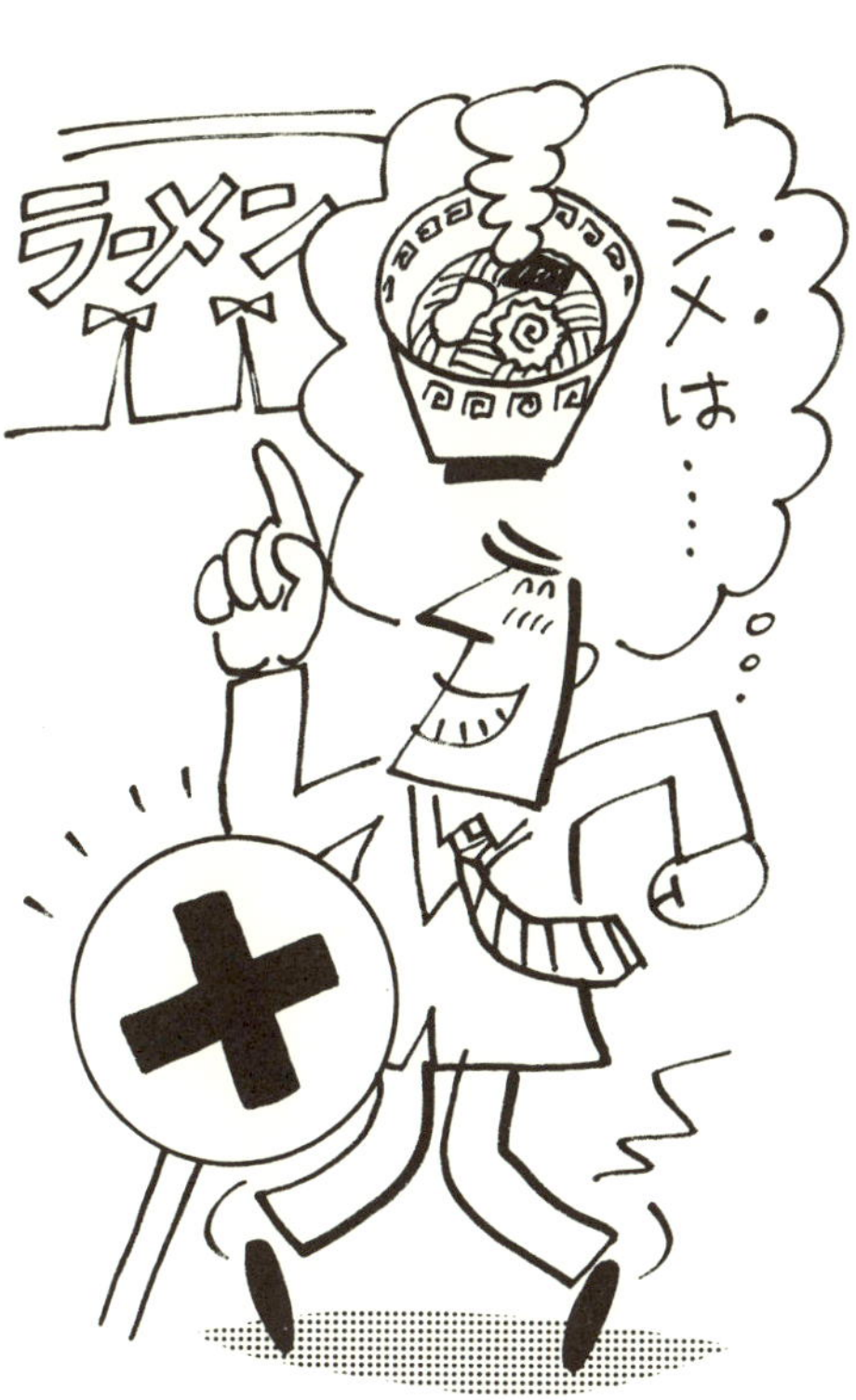

卵は積極的に、1日何個でも食べる

卵は食べられるだけ食べていい

生活のなかで断糖食を続けるときに、とても大切な食品になるのが「卵」です。

「卵にはコレステロールが多いから、中高年は食べないほうがいい。動脈硬化が心配な糖尿病患者なら、なおさら食べ過ぎに注意しましょう」

などという言葉を聞いたことがあるかもしれません。卵は肉と同じように「食べ過ぎは健康を脅かす」と信じられているわけですが、とんでもないことです。老いも若きも、卵はいくら食べてもかまいません。むしろ1日に5個でも10個でも、食べられるだけ食べていいのです。

卵は糖質をほとんど含まず、栄養的にとても素晴らしい食品です。しかも肉や魚に比べれば安く、取り扱いが便利で、どんな料理にも応用できます。

そのような素晴らしい食品が「コレステロールが多いから」と毛嫌いされているのは、なぜでしょうか。驚くべきことに、100年近くも前にロシアの科学者（アニスコフら）

によって行われた極めて科学的意味のないたった一つの実験結果だけが、なぜかいまだに信じられているからです。これはまさに「迷信」にほかなりません。

その実験は、ウサギに卵を食べさせてコレステロールを測る、というものでした。その結果、ウサギのコレステロール値が異常に上昇したのです。だから、卵を食べるとコレステロール過多になって動脈硬化を促進すると、ロシアの科学者は結論づけたのです。

しかし、これはあまりにも乱暴な実験です。

ウサギは、草やニンジンや穀類などを食べて、それを原料に体内でタンパクをつくって生きている草食動物です。肉食を主としてきた人間が炭水化物を摂れば血糖値が急激に上がるように、ウサギにコレステロールを食べさせれば、コレステロール値が急上昇するのは当たり前です。あまりにも非科学的な実験といわざるをえません。

卵の栄養は万能に近い

そもそも健康な人の血液中には、卵530個分のコレステロールが含まれているのです。これは高脂血症ではない、標準的な人のデータです。それだけあるなかで、1日に卵5個分のコレステロールが増えたところで、どんな影響があるというのでしょう。「卵はコレステロールが多いから1日1個以内」という常識がいかに間違っているかがわかります。

これだけたくさんのコレステロールが血液中にあるのは、摂取するだけでは足りないので肝臓がつくってせっせと血液中に送り出しているからです。血液中のコレステロールは、その約8割が肝臓で合成されたもので、食品から得られるものはたった2割なのです。

コレステロールの摂りすぎに注意といわれますが、吸収から得られるコレステロールが増えれば、むしろそれだけ肝臓の仕事は余裕ができることになります。肝臓にはほかにも物質を合成したり解毒したりとさまざまな仕事がありますから、コレステロール合成の仕事量が減れば、それだけ手をほかの仕事に充てられるでしょう。逆に足りなくなれば、フル回転しなければなりません。

だからコレステロールは必要十分に摂らなければなりません。その意味でも卵はよい食品なのです。

卵の栄養がよいのは、第一に良質なタンパク質が非常に多く、必須アミノ酸はすべて含まれています。タンパク質に関しては、卵は完全食といえるでしょう。とくに肝臓がアルコールを解毒するときに必要なメチオニンという必須アミノ酸が多いので、アルコールを飲むときは卵料理を一緒に食べるようにすると肝臓の負担も軽くなります。

また、卵には遺伝子の原料である核酸が非常にたくさん含まれています。卵のなかでヒヨコになるわけですから、卵にはとくに核酸が多いのです（鱈子などの魚卵や白子にも多い）。核酸を十分に摂っていると、遺伝子が強くなり老化やがんの予防になります。

もう一つの特徴は、卵にはコリンという脂質が多いということです。コリンは脳細胞の活性化に欠かせない成分で、認知症（老人性痴呆症）の予防・改善、学習能力の向上などによいといわれています。

卵に関するおかしな常識!?

卵に関する「常識のウソ」は、栄養面だけではないようです。

一つは、卵の色です。よく「赤い卵は栄養があっておいしい」などと思われていますが、そんなバカなことはありません。イメージだけのことで、何の根拠もないことです。

卵の殻の色は、何の色でしょうか。これは、その卵を産んだお母さんニワトリの皮膚の色なのです。そしてそれは、そのニワトリの羽の色でもあります。つまり、赤茶っぽいニワトリが卵を産めば赤茶っぽい卵で、真っ白なニワトリが産めば卵も真っ白になる。それだけの話です。殻の色で中身が変わるわけがありません。

「殻の厚みが厚い卵は栄養がある」ともいわれますが、これも全然関係ありません。2日に1個しか卵を産まないニワトリの卵は、殻はかちかちに硬いでしょう。いまニワトリは品種改良されて毎日産むようになっていますから、殻をしっかりつくるヒマがないので殻の軟らかい卵が多いのです。しかし、中身の栄養が変わることはありません。

「黄身の色が濃いと栄養があっておいしい」ともいわれます。まったく根拠のないことです。ニワトリに毎日ニンジンを食べさせれば、黄身はオレンジ色になるのです。ホウレンソウを食べさせれば緑色に近くなるでしょう。

また、卵を買うときに「大きいほうが栄養も豊富だろう」と思ってL卵やLL卵を選ぶ人がいます。しかし、小さい卵も大きい卵も栄養についてはほとんど変わりありません。それは、S卵とL卵を割って比べてみればわかるでしょう。卵の重要な栄養を含む黄身の大きさは、S卵もL卵も同じです。白身が多いだけ。それはつまり、水分が多いということなのです。小さい卵は若いニワトリが産んだものともいわれますから、栄養的には小さい卵のほうがいいでしょう。

よい食品だが、意外に糖の多いもの

ダイズ製品も食べすぎは禁物

ダイズは、植物性食品のなかでは最も良質なタンパク質を含んでいます。豆腐、納豆、味噌といった日本の昔ながらのダイズ製品は、断糖食でも積極的に利用していいでしょう。たとえば間食のクセがどうしても抜けない患者さんには「間食したくなったら、冷蔵庫からお豆腐を出して、カツオブシと醤油をかけて食べておきなさい」といっています。

納豆については、すっかり健康食品として定着して、いまや日本中で消費量が増えています。しかし、最近の納豆は昔ながらにワラで納豆菌を育てて発酵させるものではなく、いわばダイズを茹でて納豆菌をすりつけたようなインスタント食品です。

昔の納豆は、納豆菌によってダイズの糖質がしっかりと発酵され、糖は少なくなっています。しかしいま大量生産されてスーパーで売られている納豆は、ダイズに含まれる糖質はほとんど発酵されておらず、そのまま納豆に残っています。

芋類、穀類、マメ類など、芽の出るものはなんでも、糖がたっぷり入っています。その糖のエネルギーで発芽するからです。納豆にも、思ったよりも糖がたくさん入っていると考えておかなければなりません。

牛乳・乳製品も無制限ではなく

牛乳も卵と同じように安いし、手軽に良質のタンパク質を得られる、非常によい食品です。卵がヒヨコになる栄養であるのと同じように、牛の赤ちゃんを育てる栄養が詰まっているのですから、優秀な栄養素が含まれていることがわかります。

牛乳やヨーグルトやチーズなど乳製品がよいのは、タンパク質もそうですが、吸収されやすいカルシウムが豊富なことです。

カルシウムをはじめミネラルというのは吸収がしにくく、せっかく食事で摂っても排泄されてしまうもののほうが多いのですが、牛乳のカルシウムはイオン化されて水に溶けているために腸から効率的に吸収されるのです。

ただし、牛乳というのは元気いっぱいな成長盛りの若い牛を育てるためのもので、乳糖というかたちで、かなり豊富な糖分が含まれています。とくに、最近の日本の牛乳はとても甘い気がします。牛乳が甘くなるように、飼料を工夫して育てているのでしょう。

牛乳は非常によい食品ですが、血糖値がひどく高いときは注意してください。安定している場合でも、1日にコップ1杯程度が限度でしょう。チーズやプレーンヨーグルトも同様に考えます。

加工食品、コンビニ食品は、糖まみれ

荒木メソッドによる断糖食を生活のなかで実践しようとすると、どうしても加工食品のお世話になることが多くなりがちです。動物性食品を手軽に摂るには、加工食品がいちばん手軽で便利だからです。

しかし、スーパーやコンビニで売られている肉や魚の加工食品は、ほとんどすべて何らかの糖が添加されています。ハム、焼き豚、サラミなどはもちろん、最近はコンビニで売られている茹で卵さえ砂糖漬けなのです。肉や魚ばかりではなく、漬け物にも梅干しにも、たっぷりの砂糖が入っています。パッケージの成分表を見ると、とにかく何にでも砂糖が入っているということがわかります。

このように、なんにでも糖が添加されているというのは、私には一種、異常な状態ではないかと思われます。糖ばかりではなく、さまざまな化学物質が含まれています。いつまで

もフワフワと軟らかく、カビのはえない食パンには、想像できないほど多種類の化学物質が添加されているといわれています。

なぜ、わざわざ身体に悪いものを添加するのか不思議でなりませんが、これは現代人がいかに甘いもの中毒にかかってしまっているかをよく示していると思います。少しでも甘い味が含まれていると、美味しいと感じてしまうのです。

そこまで甘いものが欲しいと感じるのは、インスリンが正常にはたらいてない証拠です。日本人がいかに糖の毒気にあたっているか、おそろしいほどです。

家庭で昔ながらの方法でつくられる加工食品であればともかく、大量生産のものは、いかに肉食がよいといっても食べすぎに注意しなければなりません。

霜降り和牛より、牧草飼育のオージービーフを

「肉や魚介類をたっぷり食べる断糖食は、実践しているうちに経済的に大変になってくる」という声が聞こえてくることもあります。たしかに、高価なものばかり食べていれば、食費はうなぎのぼりに上がっていくでしょう。

しかし、必ずしも高価なものがよい食品とはかぎりません。たとえば牛肉です。

牛肉といえば「和牛霜降り肉」と思うでしょう。しかし、これはわざわざ糖の多い飼料をたっぷり食べさせて、糖尿病にした牛の肉です。軟らかい肉こそおいしいと思っている日本人は、病気で脂肪だらけになってしまった肉に高いお金を払って食べているのです。

このような肉は、荒木メソッドによる断糖食では「×」印がつきます。食べないほうがましです。

牛肉を食べるなら、しっかりと牧草を食べて育ったオージービーフがおすすめです。脂肪が少なく硬いですが、よく噛むと本当の肉のおいしさを味わうことができます。和牛はすぐに飽きてしまいますが、このような肉ならたくさん食べられます。おまけに安いのですから、好都合ではないでしょうか。

サプリメントを利用するなら、この3種類

栄養は基本的に食事から摂るべきです。私はタンパク質を十分に摂る重要性を説いていますが、アミノ酸飲料やプロテインなどの栄養補助食品を摂ることはあまりすすめません。必要なタンパク質は食事で摂れるように、自分たちの食事というものを考えるべきだからです。ビタミン・ミネラルにしても同様です。

ただし、中高年における病気予防のためのサプリメントはすべて必要ないかといえば、そういうわけでもありません。基礎的な栄養は動物性食品でしっかりと摂取したうえで、次の2つのサプリメントは中高年の健康維持・病気予防のために有効であると考えています。

一つめは、核酸です。

核酸は、すべての細胞に組み込まれている「遺伝子」の情報、DNA（デオキシリボ核酸）の原料となる栄養です。新陳代謝によって新しくつくられる細胞は、すべてこのDNAの情報によって再生されています。

DNAの設計図によって、私たちの60兆もの細胞は常に新陳代謝をくり返し、古い細胞

は新しいものにかわっています。最近は発ガン物質、紫外線、活性酸素などによって、細胞内のＤＮＡは傷つきやすい時代になっています。傷ついたＤＮＡを修復する力は誰でももっていますが、加齢とともに低下し、そのまま誤った設計図にしたがって間違ったタンパク質をつくってしまうことも多くなります。この間違った細胞が増殖して育つと、ガンになるのです。

年をとるほどガンのリスクが高くなるのは、このようなＤＮＡに対する悪影響を跳ね返す生命力が衰えるためです。しかし、核酸の量が体内に多ければ多いほど、傷ついた遺伝子を修復する能力も高いということが最近になってわかってきました。

ガンばかりではなく、すべての生活習慣病は、原因がたった一つということはありません。一言でいえば、老化が原因です。したがって恐ろしい成人病を予防するには、老化予防が最も有効ということになります。そのために、核酸を十分に摂っておくことはとても大切なのです。

では、核酸はどのくらい摂ればよいのでしょうか。

年齢や健康状態によっても異なりますが、だいたい１日に約１・５ミリグラムという量が目安とされています。核酸をたくさん含むのは魚介類で、なかでもイワシは最も豊富です。ほかに白子やビール酵母なども核酸が豊富です。

しかし、これらの食品を毎日常食するというのは困難でしょう。サプリメントとして核酸を摂るのは、有効だと思われます。

老化予防のために、もう一つおすすめしたいサプリメントは「葉酸」です。

葉酸はビタミンの一種で、やはりDNAをつくったり修復したりするのに深く関係している栄養素ですが、さらに新しい細胞のDNAをコピーするときの「見張り役」も果たしています。

DNAのコピーは発ガン物質や活性酸素などの影響でミスコピーになってしまうことがあります。このとき酵素のはたらきでミスコピーされたDNAは分解され、新たに正しくコピーしなおされますが、その酵素のはたらきが葉酸によって大きく左右されているのです。葉酸が不足すると、酵素が十分に役割を果たせず、ミスコピーのまま細胞が形成されてしまうことになります。

DNAのミスコピーが増えると新陳代謝がうまくいかなくなって悪性貧血、腸粘膜の不調、口内炎などを起こしやすくなり、さらにガンのリスクも高めます。

アメリカでは葉酸を小麦粉に添加するようになってから、心臓発作や脳梗塞で死亡する人が年間で約4万8000人も減少したと公表されています。これは、体内で増えすぎると心臓発作や脳梗塞を起こすホモシステインというアミノ酸の一種を、葉酸が低下させる作用をもっているからだと考えられています。

葉酸はビタミンの一種です。葉酸を含む複合ビタミンを摂取するといいでしょう。

野菜や果物を徹底的に摂らない断糖食を続ける場合、ビタミンCが不足するかもしれません。肉に含まれる微量のビタミンCで十分ですが、心配ならこれもサプリメントで摂るといいでしょう。

養生とは『ようせい』とも呼び、病気にならない生活習慣の意味もあるという

西川コミュニケーションズ株式会社・**西川誠也**さん（60歳）

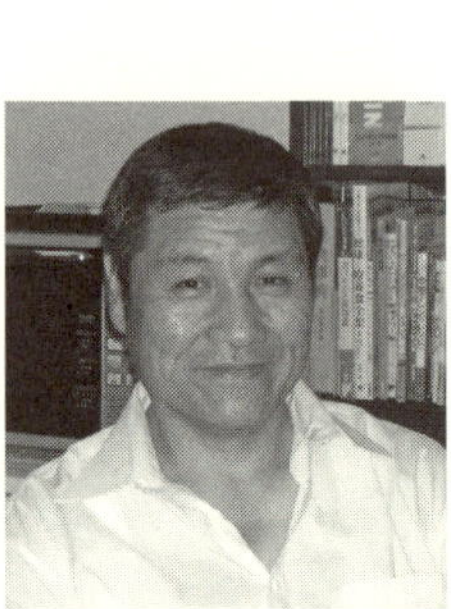

●『0％カーボ・カフェ／ショップ』へ

西川誠也さん（西川コミュニケーションズ株式会社・副社長、60歳）にまず、「いい所があるんですよ」と取材場所の店まで連れていっていただいたのが、『0％カーボ・カフェ／ショップ』。

前述の橋本さん（仮名）同様、西川さんは『崇高クリニック』に入院して荒木先生の「出家信者」となり、退院後は糖尿病などの生活習慣病で困っている周囲の人たちに断糖食の「布教」を続けている。

「僕は、あそこ（崇高クリニック）に50人以上送り込んでいるんです。僕が知り合いや友達に教えて行かせるでしょう。すると治って帰ってくるから、その人がまた信者になって

友人・知人に教える。それで芋づる式に50人以上。荒木信者は、いま地下茎のところでぐわーっと増えてるんですよ（笑）」（西川さん）
　この『0%カーボ・カフェ／ショップ』も、西川さんの話に「がぶっと」食いついてきたある青年が始めたばかりの、ノンカーボでお茶や食事が楽しめるお店である。『ふすまパン』をはじめとする荒木先生ご推奨のノンカーボ食や、ノンカーボでつくられたスイーツ類なども販売している。つまり、荒木メソッドをすべて踏襲し、その理論を「気軽に、こんな風に実践してみてはいかが？」と提案するカフェ／ショップなのである。
　明るく小洒落た店内に入ると、冷蔵庫に『ふすまパン』などのノンカーボ食品が何種類か

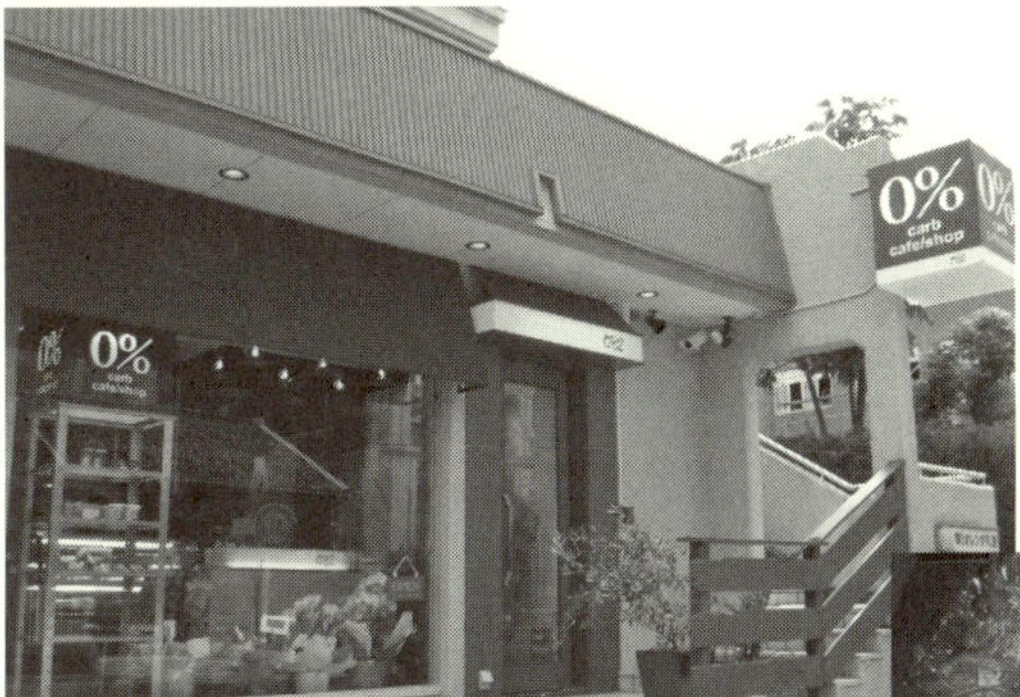

店内も明るくオシャレな『0%カーボ・カフェ／ショップ』

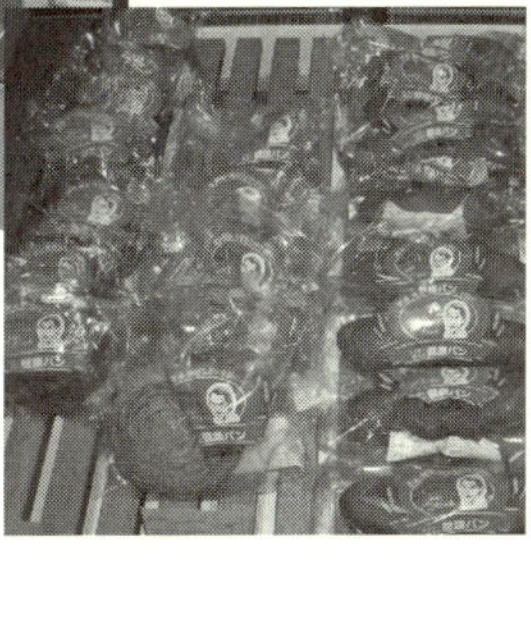
先生の似顔絵入りの「ふすまパン」

置いてあった。カウンターの下には美味しそうなケーキも並んでいる。

その日はまだ正式開店前のプレ・オープンの時期で、まだ品揃えは7割程度ということだったが、お昼時ということもあって店内には数組のお客さんが食事をしていた。ちらりと拝見すると、『ふすまパン』に鶏肉のソテーといったメニューだった。

取材班は食事は済ませていたのでチーズケーキとコーヒーを注文し、さっそくインタビューを始めさせていただいた。ちなみに、このチーズケーキはノンカーボながら絶品で、いただいた取材班から感嘆の声が上がっていたことも付け加えておこう。

●「僕は、65歳で動かなくなる……」

西川さんの糖尿病は、45歳のころから始まった。糖尿病の家系で、西川さん自身も若いころから肥満症だったから、発症リスクはとても大きかったという。

「僕は身長が180センチあるけど、18歳のときすでに体重が118キロありました。いちばん重かったときは125キロあった。それで、思い立ってダイエットすると一時的に100キロを切ります。でも、必ずリバウンドして戻る。それが、だいたい118キロ。だからこれは、42年間、僕の標準体重だったわけですね（笑）」（西川さん）

それまでの西川さんのダイエット法は「食べない」。「肉は太る」と当たり前に思っていたから、むしろ野菜中心の食事で、総カロリーを減らすオーソドックスなやり方だ。とくに運動もしない。

「食べなきゃ、痩せるよね誰だって。でも、何が落ちるかといえば、なくなるのは筋肉です。で、そんなひもじい思いはいつまでも続けられないから必ず戻るんだけど、そのとき何が身体に付くのかといえば脂肪なんだよね。ずっと118キロだったけど、ダイエットするたびに筋肉の割合が減り、脂肪の割合が増えていっていたのでしょう。45歳でとうとう始まりました」（西川さん）

その後、西川さんの血糖値は少しずつ悪化していき、50歳のころは最悪の状態で、薬を飲んでいても空腹時血糖値が170程度になった。ストレスが重なったりすると、400を超えることもあったという。

「インスリン寸前、という状態ですね。このままいけば逃れられない。血圧もかなり高く、不整脈もありました。ちょうど50歳になる年だったので先のことも考えたんだけど、そのとき〝オレは65歳でたぶん動かなくなる〟と観念しました。その考えは、荒木先生に出会うまで変わらなかった。あと数年の命と思っていましたから……」（西川さん）

さらに、その50歳になった年、西川さんは思いも寄らぬ病気にかかってしまった。「後縦靱帯骨化症」というモンゴロイドだけがなる難病で、糖尿病の人がなりやすい。首の骨の後ろにある靱帯が骨化する病気で、それが神経を圧迫するために、麻痺やしびれが起こる。

「仕事を終えてパソコンを抱えてデスクから立ち上がろうとしたら、すとんと落としちゃうんです。それが最初でした。そういえば、どうも力が入らないと思っていた。そのうち足がしびれるようになり、おしっこも出にくくなりました。たまたま東京駅でちょっとした段差につまづいてひっくり返ったので、帰ってから病院で調べてもらったら、首のところの靱帯が骨になって出っ張っている。それで診断がついたんです」（西川さん）

10年前のクリスマスイブに入院、検査の結果、翌年幕の内の明ける1月8日に手術を行うこととなり、西川さんはいったん退院することになった。

●確実に、悪くなる一方だった

ところが、三が日が過ぎて再入院して検査を受けてみると、どうも思わしくない。5日になって担当医が病室にやってきて、手術の延期を告げられた。

「血液中に糖が多いと、傷が治らず化膿しやすい。いくら手術をきれいにやっても、首の脊椎の近くで化膿したら脳までやられちゃう。それに、不整脈が2つもありました。こんな身体じゃ手術なんかできない、というわけですね」（西川さん）

こうして首の手術ではなく、血糖値を下げるための入院となり、西川さんは1日900キロカロリーの制限食を1カ月半にわたって続けたのである。ところが病院での食事制限を始めると、西川さんの血糖値はすぐに下がって正常範囲に。

「看護婦さんが笑いをこらえていうわけ。『西川さん、よっぽど食べてたんですね〜』って。実際そうなんですよ。1日900キロカロリーなんて、毎日忙しく働いている人間が守れるわけないでしょう。しかも指導される食事内容っていったら、いま考えればひどい。『西川さん、お肉はダメだから野菜中心にしてくださいね。お米は完全食だから、玄米だったら丼1杯食べてください。お酒は禁止』。続けられるワケがないよ。結局は、リバウンドですよね」（西川さん）

900キロカロリーだから血糖値が下がるんであって、それでは続かないし治らない。荒木メソッドの断糖食は、カロリー制限なんてまったくしない。ただ、糖を切る。身体の修復が進み、脂肪が代謝されるから、いままでになく健康になって血糖値は下がる。患者は快適だし血糖値は下がるし、ハラペコでもなければ酒も飲めるから、一生続けようという気になる。その違いだと、西川さんは強調する。

後縦靭帯骨化症の手術は成功して退院したが、退院して社会に戻れば、またダイエットとリバウンドのくり返しに戻った。50歳のときの最悪の状態は回避したものの、荒木先生に出会うまで、西川さんの身体は一進一退をくり返しつつ確実に悪くなっていったのだ。

●「ビフテキを食べて糖尿病を治す」？

西川さんが初めて荒木先生に会ったのは平成18年1月21日（土曜日）、名古屋で行われた先生の講演会だった。崇高クリニックに入院して糖尿病を克服したあるおじいさんとおばあさんが企画した講演会で、たまたまそのお2人と知り合いだった西川さんは、2日前の木曜日にチラシを渡されて誘われたのだという。

「講演会のタイトルが、『ビフテキ食べてダイエットしよう』でしょ。こっちはまだ一般常識にどっぷりつかっているわけだから、肉を食ってダイエットなんてウソこけ〜って眉唾だったよ（笑）。でも、やっぱりそのタイトルに惹かれたんでしょうね、かみさんと一緒に聴きにいったんです。そうしたら、それまで食べてはいけないと信じきっていた肉はどんどん食えっていうし、身体にいい野菜やご飯は絶対に食べちゃいかんというでしょう。ワケがわからなくなりました（笑）」（西川さん）

それでも興味を覚えた西川さんは講演後に挨拶をして名刺交換し、翌日から自分なりに荒木メソッドの断糖食を実践したのである。ご飯、麺類、パンはやめて、肉や卵ばかり食べる。ただし、野菜はいいだろうと、もりもり食べていた。まさか野菜に炭水化物が多いなんて思わなかったという。

「ハムエッグにキャベツの千切りを山盛りにして甘いソースをかけてバリバリ食べていたし、ニンジンジュースや青汁もがんがん飲んでいました。間違っていたわけだけど、それでも2カ月ほどで10キロ減りました。食べているのに減るってのが信じられなかったけど、それ以上は少し足踏みになった。それで先生に電話してみたんです。すると『君のやり方は間違っとるわ。ちょっと来てみなさい』といわれました。いっぺん入院してみぃってことですね（笑）」（西川さん）

●血糖値が下がると「うつ」が消えた

忙しい西川さんは、ゴールデンウィークを利用して9日間しか休みがとれなかった。

荒木メソッドでは本来、入院は2週間で、前半の1週間で徹底して糖を切ってしまう（糖代謝を脂肪代謝に替える）。9日間では、それはできない。

そのため西川さんは「できれば入院前にプロテイン飲料と漢方薬だけの絶食を5日間行ってから来るように」と、荒木先生から指示を受けていた。

「5日間、食事抜きでプロテイン飲料だけ。でも仕事しながらだと気が紛れるのか、それができるんですね。どうしても食べたいときは『ふすまパン』を、といわれていたのでプロテイン飲料と一緒に食べたこともありますが、あれを食べるとかえって胃が動いてしまって空腹感が出てしまう。経験者じゃないとわからないと思うけど、プロテイン飲料と漢方薬だけで仕事していると、食べたいとも思わなくなる。食べることさえ忘れてしまうんです」（西川さん）

入院してから2日間は、同様にプロテイン飲料のみで、3日目から退院までの1週間は、肉や魚や卵を「むちゃくちゃ食べた」という。退院後も、荒木先生の「教え」を守って荒木メソッドの断糖食を続けた結果、入院時に110キロほどあった体重は半年後には86キロまで落ちた。退院後に血糖値は正常値に落ち着き、いまや薬も飲んでいない。驚いたことに、視力まで上がっていた。血液中に余った糖は網膜をいためつけるから、その面でも明らかに改善されていたのだ。

「もう一つ、ありますよ。荒木先生の講演を聴いて炭水化物をやめるまで、僕はかなりの抑うつ状態にあったんだということが、健康になってみてはじめてわかったんです。先生は最初に僕の顔を見たとき『これはインスリンが出ている顔だ』といいました。それで実際に血液検査をして調べていただいたら、インスリンは人の3倍も出ていたんです。それなのに、いままではインスリンを増やす治療をしてたわけ。それで、あまったインスリンは血圧を上げ、自律神経のバランスも悪くしていた。イライラしたりクヨクヨするのも、そのせいだったというわけです。

考えてみると、たしかに以前は社員になんかいったあとで『いいすぎちゃったかな、あいつ今ごろ悪く思ってるんじゃないかな……』などと、考えてもしょうがないことを取り越し苦労していました。こういう取材に対しても、おそらく面倒でネガティブな気分になっていたでしょう。いま考えると、まったく別の自分なんですね。あらためて、やっぱり糖は怖いものなんだと思いました」（西川さん）

●名古屋が震源地。草の根に広がる「荒木メソッド」

『0％カーボ・カフェ／ショップ』を経営する、竹田圭佑さん（30歳）は、小さいころからたいへんな肥満症で喘息とアトピーに苦しんでいた。西川さんから荒木先生の話を聞く前に、すでに自分なりにハーブ・サプリメントを研究して減量と症状改善に効果を上げていた。しかし、もうひとつ最後のところで治りきらない状態だった。

そのような段階で崇高クリニックに入院し、荒木メソッドの断糖食を徹底的に行い、西川さんと同じように信奉者となって退院後も断糖食の生活を続けた。こうしてさらに5キロの体重を落とし、以前とは見違えるような健康を取り戻したのである。

一般的に「白砂糖の摂りすぎは健康によくない」ということは知られていても、食事中の炭水化物から得られる糖でさえ実は身体に悪い、人間の身体にとって糖は毒なのだ、ということは、普通はまったく常識外のことである。竹田さんは、荒木メソッドによる断糖食でこれだけの人が健康になっていることを目の当たりにし、また自ら体験したことで、西川さんとはまた異なったかたちでの「布教活動」をしていきたいと考え、この店のオープンにこぎ着けたのである。

「彼の喘息やアトピーもそうだと思うけど、糖を絶つだけで人間は健康になりますよ。糖尿病はもちろん、高血圧症、高尿酸値血症（痛風）、高脂血症、うつ病、それになぜかリウマチまで。それも病状の重い崖っぷちの人ほど、よくなっていく。それは崇高クリニックへ行けば一目瞭然にわかります。

そういう意味で、世の中に浸透していく実践的な情報、というものも必要だと思う。この『0%』には、そんな情報の発信基地という役割もあると思ってるんです。僕は荒木先生に代わって監視員やっていますから、もし変なものが店に出ているようなら『ピーッ』て笛を吹きますよ（笑）」（西川さん）

西川さんは『0%ノンカーボ・カフェ／ショップ』を応援するかたわら、ご自身はもっと荒木メソッドにのっとった発信拠点をつくりたいと考え、最近『コレッティーネ』というカーボレスショップを運営している。

荒木先生の著書や資料はもちろん、西川さんが厳選した価値ある書籍や雑誌が図書館のように並んでいる。栄養や料理に関するものが多い。「食」という当たり前のことを、健康のために最も重要なこととととらえなおし、新たな価値観で第二の人生を歩んでほしいという西川さんの願いだ。

西川さんはいま、荒木メソッドばかりではなく、あらゆる方面から「正しい食」へのアプローチと支援活動を進めている。また、本業の印刷業でも非常にユニークな持論の持ち主であり、先ごろ『印刷業の7割は機械を捨てれば生き残れる！』（ＢＡＢジャパン刊）

という本を書いて、生存競争の厳しい印刷業における驚きの「生き残り策」をぶち上げている。

「私の人生は、糖尿病で一度終わったもんだと思っています。でも荒木先生の考え方のおかげで第二の人生をぴんぴんして歩めるようになった。その恩返しをしたい。それは世の中のためになることだからね」(西川さん)

荒木メソッドは、震源地を名古屋とする大きな波となって、いま静かに広がりをみせているようである。

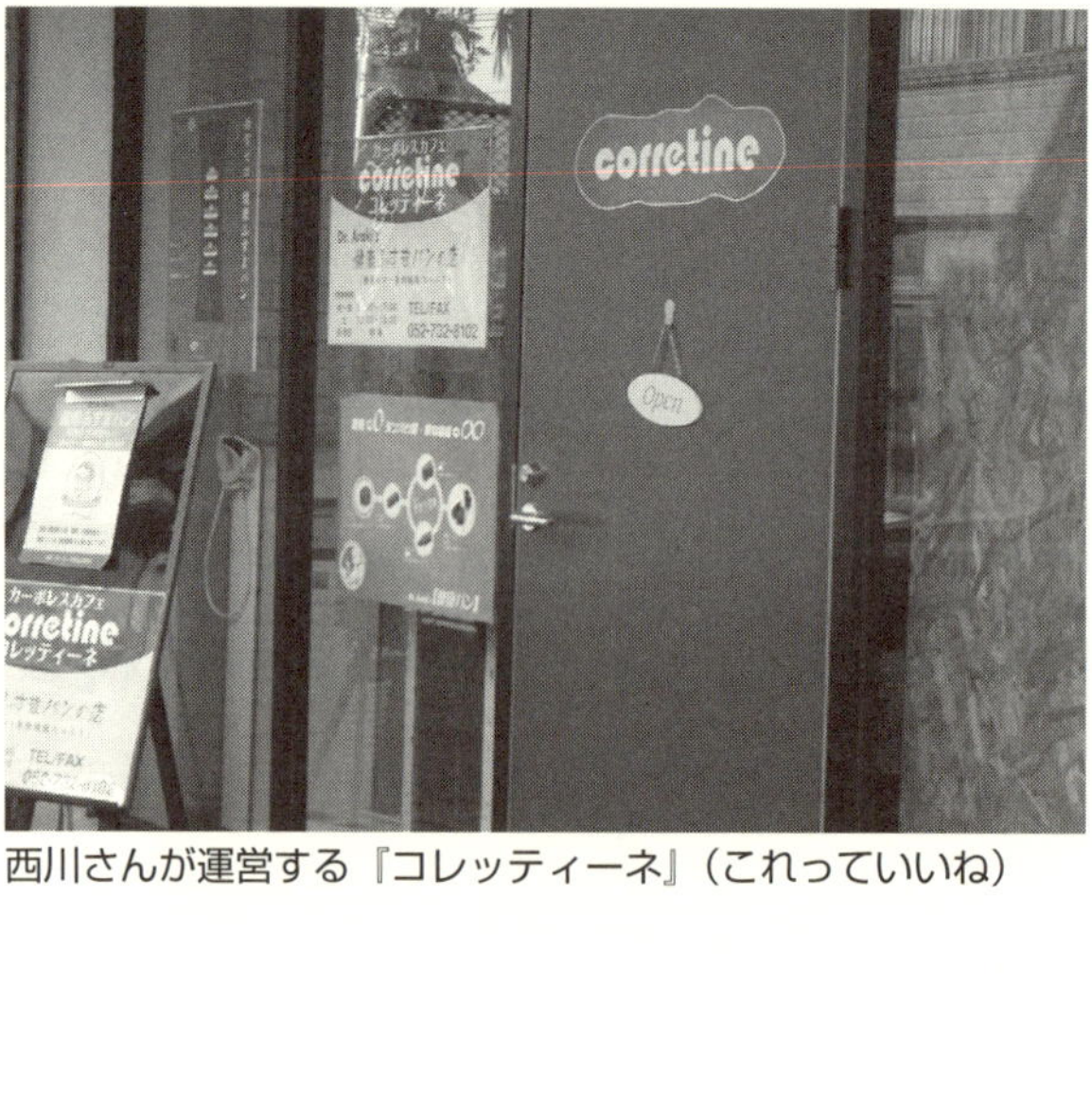

西川さんが運営する『コレッティーネ』(これっていいね)

付章

試してみよう！「荒木メソッド」

これまで「荒木メソッド」の基礎を「理論編」と「実践編」に分けて述べてきました。

最後に、読者のみなさんに本当に実践してもらうためのツールを紹介することにします。

本書をここまで読んでいただいた読者のなかには、目からウロコが落ちるように感じた人も、いまだにご飯や野菜信仰から抜けられない人も、おられると思います。

しかし、もしあなたがⅡ型糖尿病や肥満によるメタボリック・シンドロームで将来の健康が心配だというのであれば、たとえ本書に疑問を感じる部分があったとしても、実践してみてその結果を自分で確かめてみるべきではないかと思います。

ただし、本書に述べたことに触れて「真実だったのか」と驚き「ぜひ実践してみよう」と思っている人にしても、簡単ではないかもしれません。現実生活のなかで断糖食をスタートするきっかけが持ちにくいからです。

糖まみれの現代人は、クリニックに入院して行う荒木メソッドの「まねごと」程度でも、実践すればはっきりとした変化を感じられるはずです。その結果を実際に手にすればするほど、糖を切ることへのモチベーションはどんどん高まり、身体の状態も確実によくなっていきます。したがって、第一にまず、スタートすることが大切なのです。

さらに、入院して血糖値が標準値内に下がった人にしても、すべてが解決したわけではありません。「Ⅱ型糖尿病は病気ではなく、血糖値が高いという症状である」と述べましたが、それは炭水化物や糖を切れば治るという一方で、再びたくさん摂取するようになれば血糖値も再び上がり高インスリン血症に戻ってしまうということなのです。

「荒木メソッド」の食べ方は、基本的に一生続けるべきものです。実はこれがいちばん難しいことともいえるでしょう。継続は、第二に、大切なことになります。

本章では、荒木メソッドの断糖食メニューの一例を上げておきます。必ずしもうまくいかないことはあるはずですから、毎日自分が何を食べたのか、書き出して確認しておくということはとてもよいことでしょう。これをお手本にスタートし、継続させてみましょう。

また、大切なのは、断糖食を実践しながら自分の体重、体脂肪率、血圧、血糖値などを日々計測して記録していくことです。目標設定して紙に書いておくことも効果的です。

私の話を聞いたこともないような人が、人から聞いて実践して血糖値コントロールに成功した、というような例はたくさんあります。難しく考えず、やってみる。それで結果がよければ続けていく。そのために、自分で計測し、記録していくことをおすすめします。

しかし、まずは医師に相談してから実践してください。

※巻末にチェックシートを入れました。拡大コピーをするなどしてお使いください。

1日目

朝食

ローストビーフ
ゆでたまごのスライス
エリンギソテー
とり肉のポタージュ
バンズ
バター
牛乳

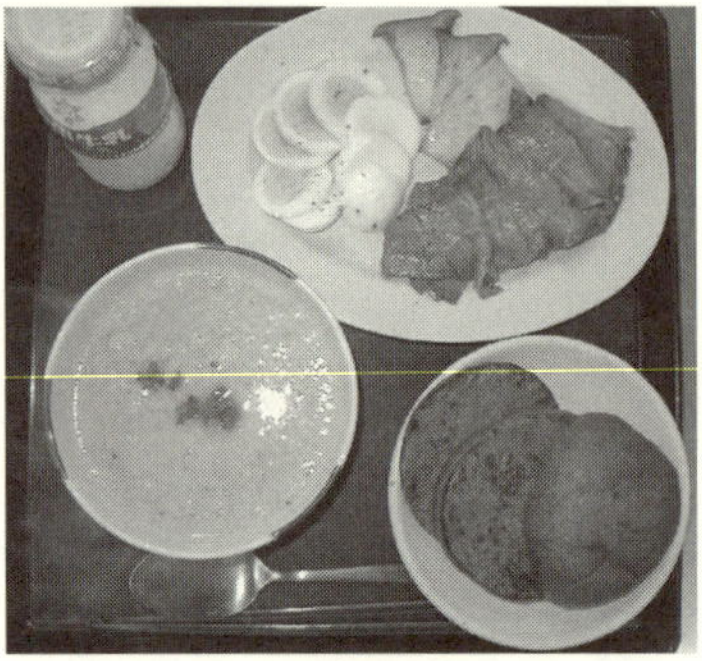

昼食

カレーホットドック(ロールパン、ソーセージ、とりミンチ、根取りもやし粗みじん、にんにくみじん切り、生姜みじん切り、オリーブ油)
*オリーブ油で上記すべての材料をソテーし、カレー粉、トマトピューレ、とりがらスープで味付する
サンマの開き
湯豆腐(木綿豆腐、生姜、オカカ、ねぎ)
ニラとたまごスープ(とりがらスープ、ニラ、たまご、塩、コショウ)

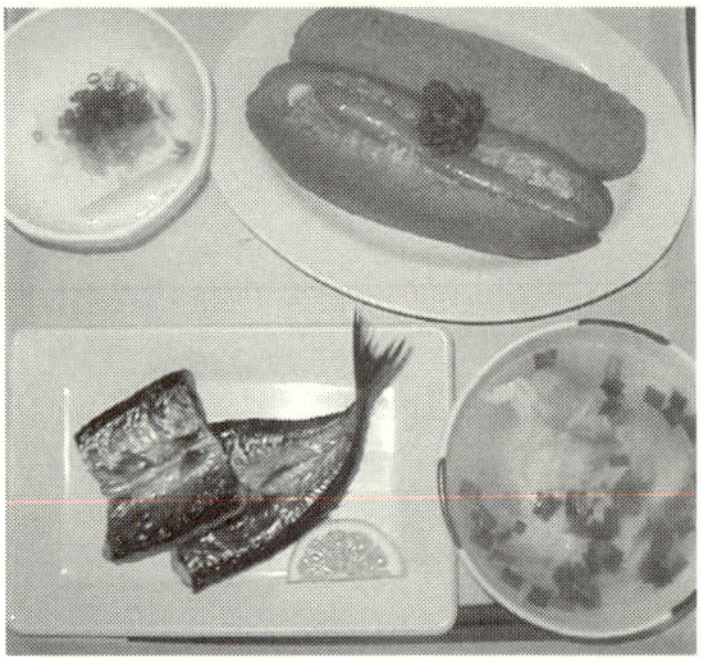

夕食

チキンボールのスープ煮(とりミンチ、たまご、とりがらスープ、しょう油、酒、塩、コショウ)
*だんごにしてスープに入れる。青ねぎ斜め切り
タイの煮付(生姜細切り)
湯豆腐
食パン2切
バター

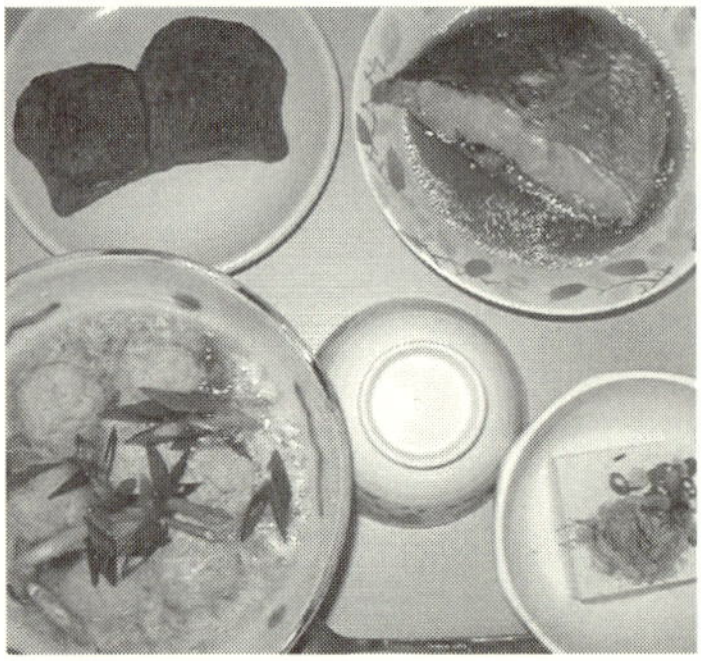

注) パン類は全て特製

2日目

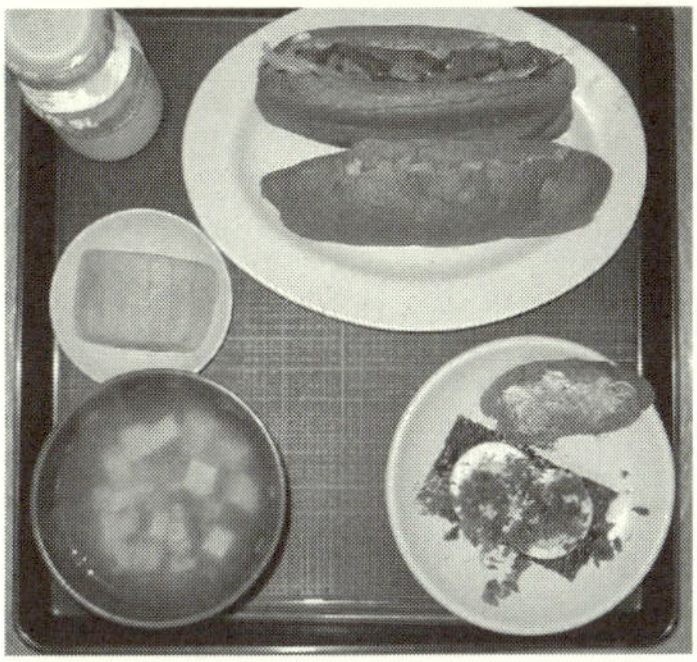

朝食

自家製ソーセージもやしサンド
ツナマヨネーズサンド
オープンサンド（のり､たまご､オカカ）
蒸しパン2分の1個
豆腐スープ（混合削り節入り）
牛乳

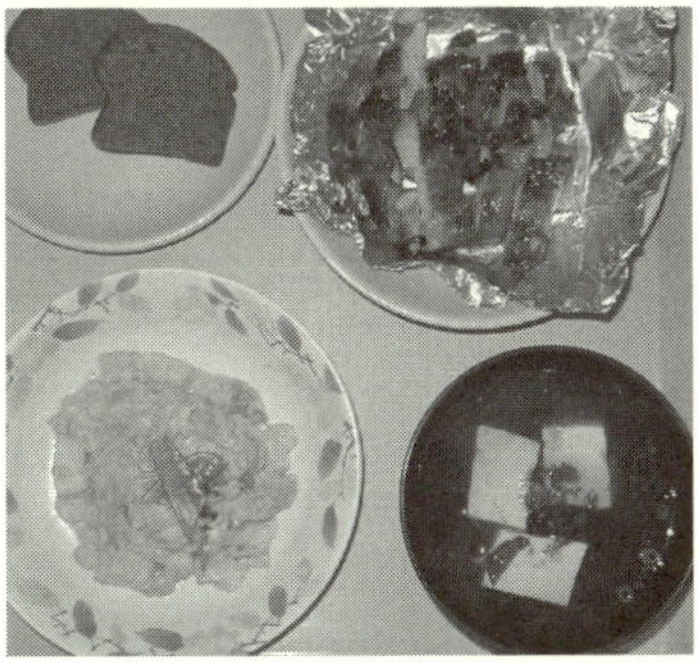

昼食

とり肉のねぎソースかけ（とりもも肉、ねぎみじん切り、生姜みじん切り、水溶きステビア）
シーフード入りたまご（たまご、シーフードミックス、パプリカ、きぬさやボイル、サラダ油）
*サラダ油でシーフードミックスを塩、コショウでソテー、たまごを回し入れ半熟状に火を通す
清汁（木綿豆腐、かきたま、みつば）
食パン2切
バター

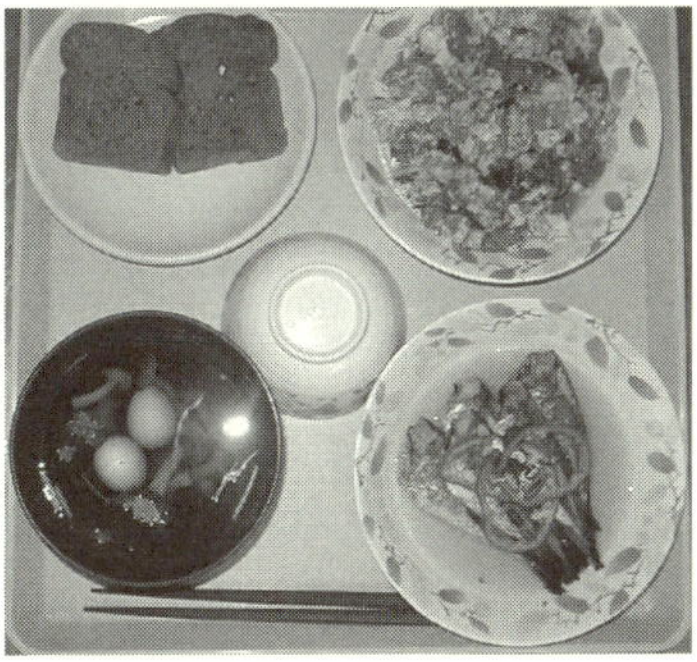

夕食

牛肉のたまごとじ煮（牛ももうす切り、えのき、たまご、青ねぎ斜め切り、出し汁、しょう油、酒、水溶きステビア）
小アジの南蛮漬け（小アジ、ピーマン輪切り、唐辛子輪切り、酢、塩、水溶きステビア）
清汁（うずら、しめじ、みつば）
食パン２切
バター

3日目

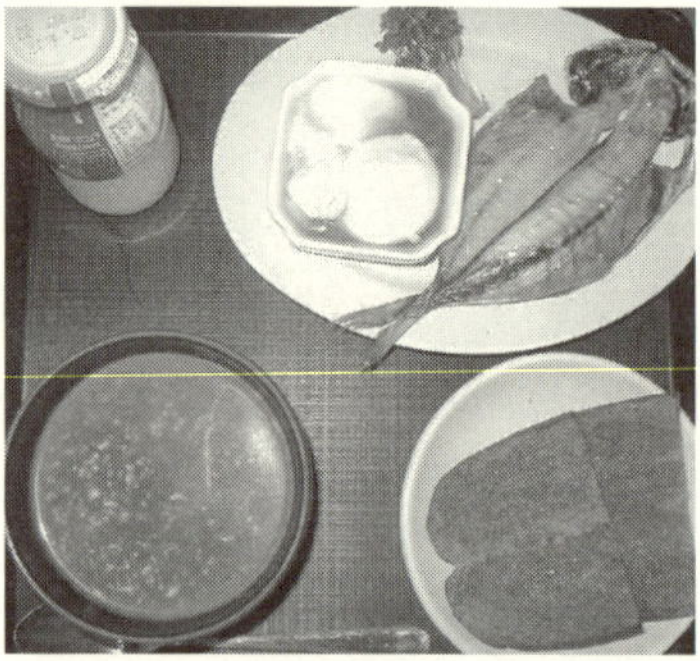

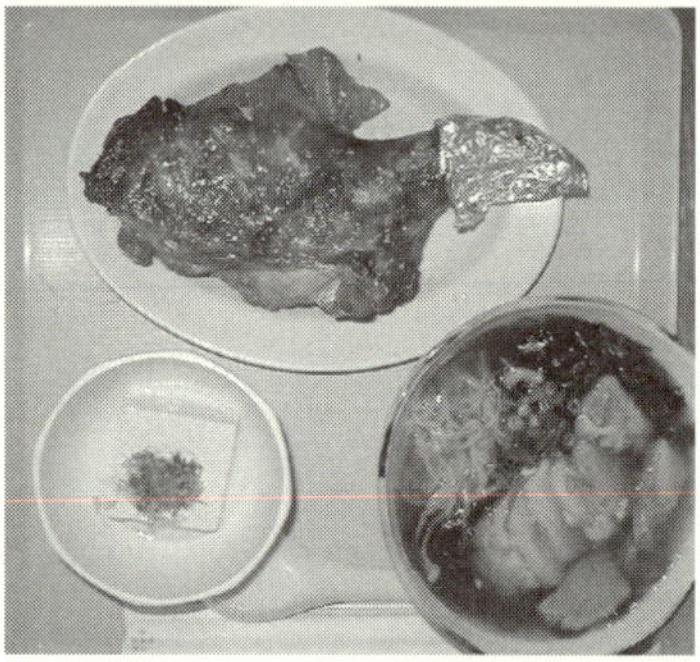

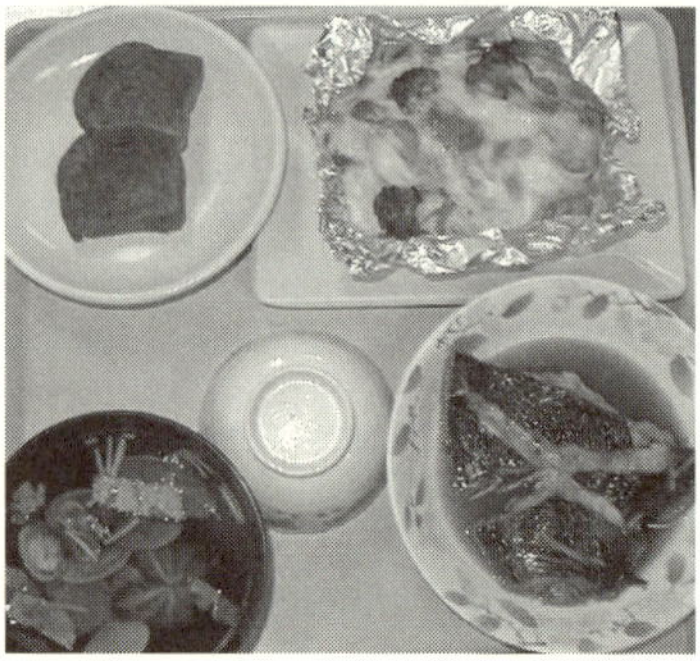

朝食

アジの開き
温泉たまご
あずきの皮のポタージュ（豆腐入り）
ロールパン（横開き）
バター
牛乳

昼食

ラーメン（わかめ麺）（煮豚、根取りもやし、わかめ、青ねぎ、とりがらスープ）
ローストチキン
冷奴

夕食

えびのキッシュ（えび、マッシュルーム薄切り、ブロッコリーボイル、豚ロース薄切り、牛乳、たまご）
＊バターでえびをソテーし取り出す、次に豚肉をソテー塩、コショウ、ホイルに油を塗り、えび、豚、ブロッコリー、溶きたまごと牛乳をよくまぜ注ぎ入れ、チーズをのせオーブントースターで焼く
カレイの煮付（生姜細切り）
清汁（あさり、みつば）
食パン2切
バター

4日目

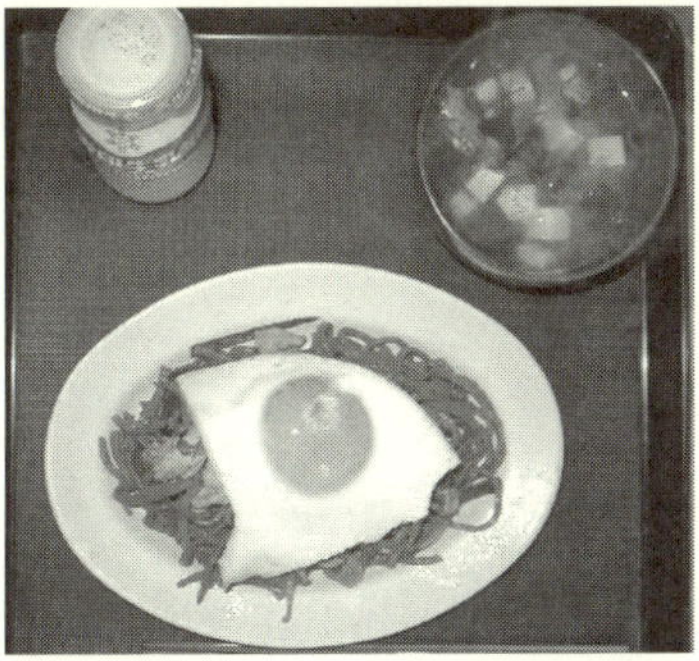

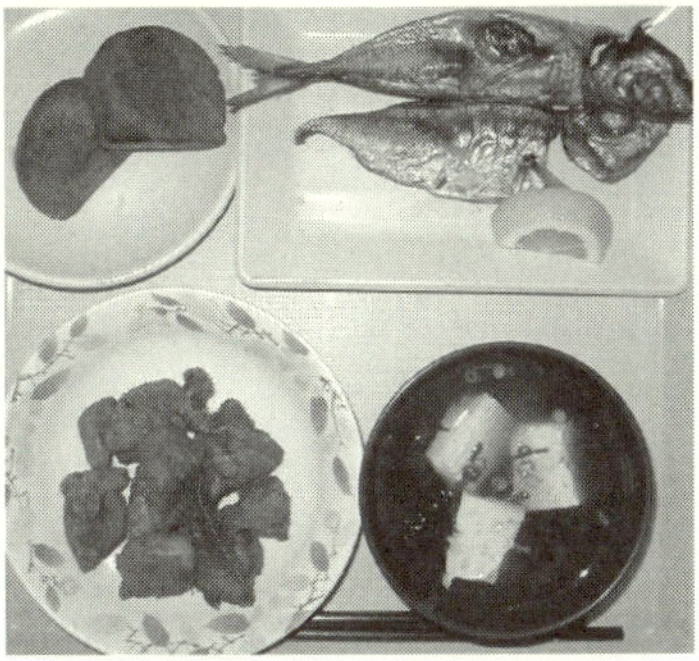

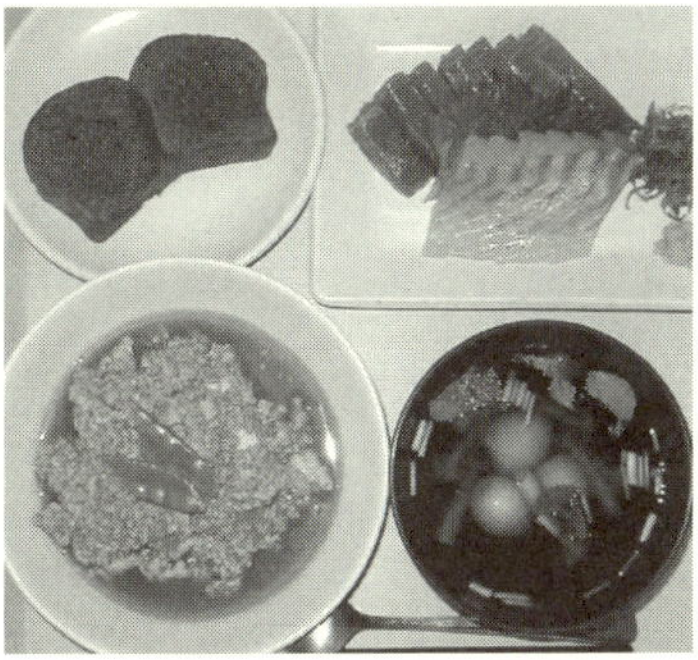

朝食

焼そば目玉焼き添え（青ねぎ斜め切り、豚ももスライス、自家製ソース）
豆腐スープ（混合削り節入り）
牛乳

昼食

とりから揚げ（A 粉使用）
アジの開き
みそ汁（わかめ、木綿豆腐）
食パン２切
バター

夕食

マグロ・タイの刺身（大葉細切り）
カレーマーボー（とりミンチ、にんにくみじん切り、木綿豆腐、きぬさやボイル、とりがらスープ、カレー粉、塩、コショウ、水溶きステビア、しょう油、酒、トマトピューレ、オオバコ種皮）
清汁（うずらたまご、しめじ、みつば）
食パン2切
バター

5日目

朝食

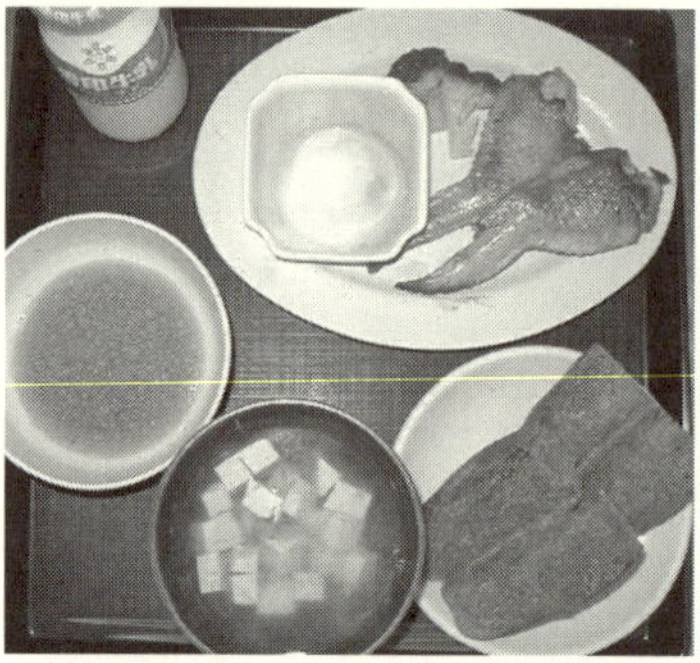

手羽先餃子甘酢タレ添え
温泉たまご
豆腐スープ（混合削り節入り）
牛乳
ロールパン（横開き）
バター

昼食

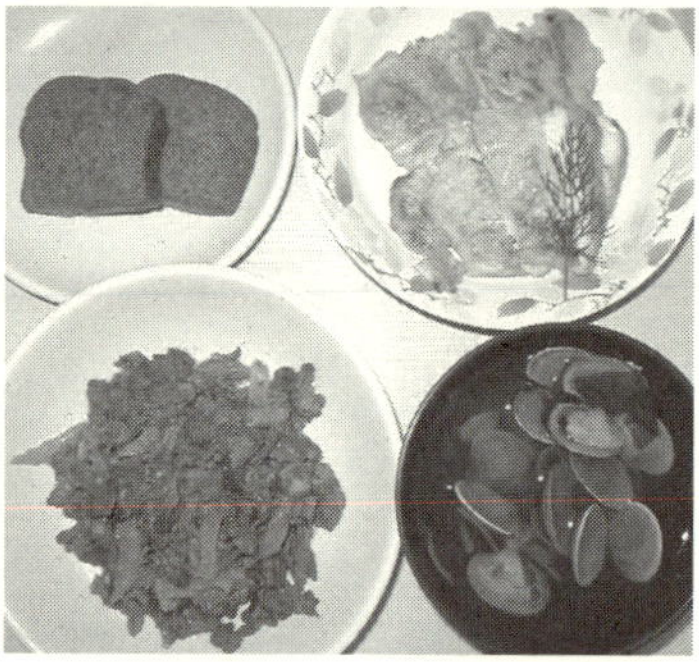

とり肉のピカタ（とり胸肉一口大、塩、コショウ、ホットケーキ粉、たまご、飾りウイキョウ）
牛肉とセロリの炒め物（牛肉、セロリ、酒、しょう油、水溶きステビア、ごま油）
＊牛もも薄切り、しょう油・酒・サラダ油で下味、ソテーする、次にセロリをソテーする。最後にごま油
清汁（あさり、みつば）
食パン２切
バター

夕食

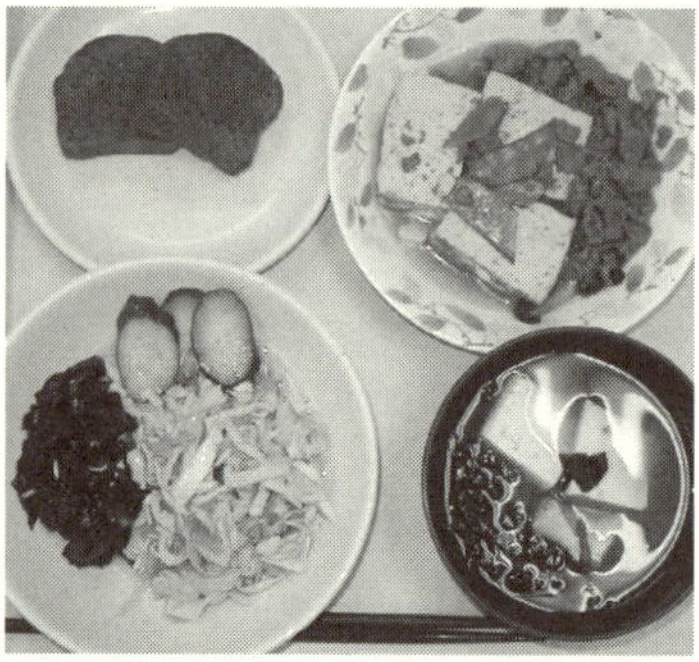

肉豆腐（牛もも薄切り、木綿豆腐、しめじ、きぬさやボイル、しょう油、水溶きステビア）
くらげの酢の物（塩抜きくらげ、わかめ、とり胸肉ボイル、塩をした薄切りきゅうり、酢、しょう油、サラダ油、ごま油、水溶きステビア、 錦糸たまご）
みそ汁（わかめ、木綿豆腐）
食パン2切
バター

6日目

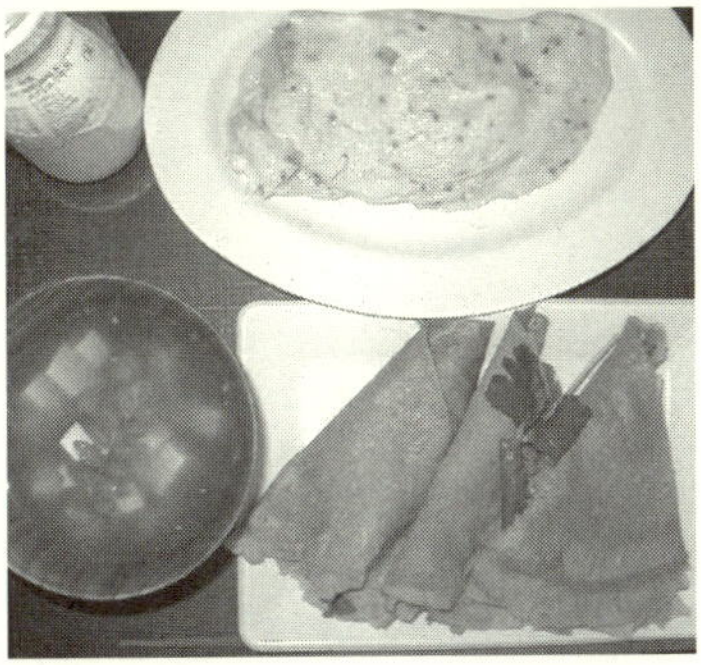

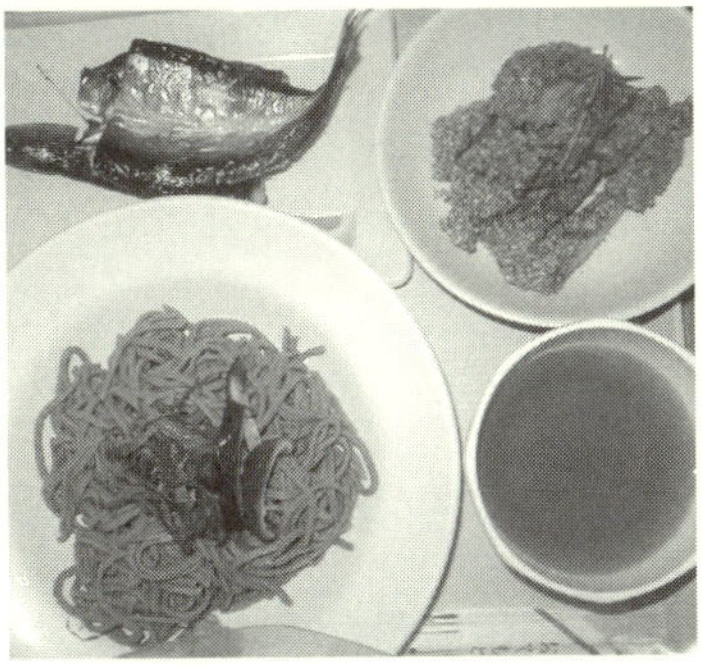

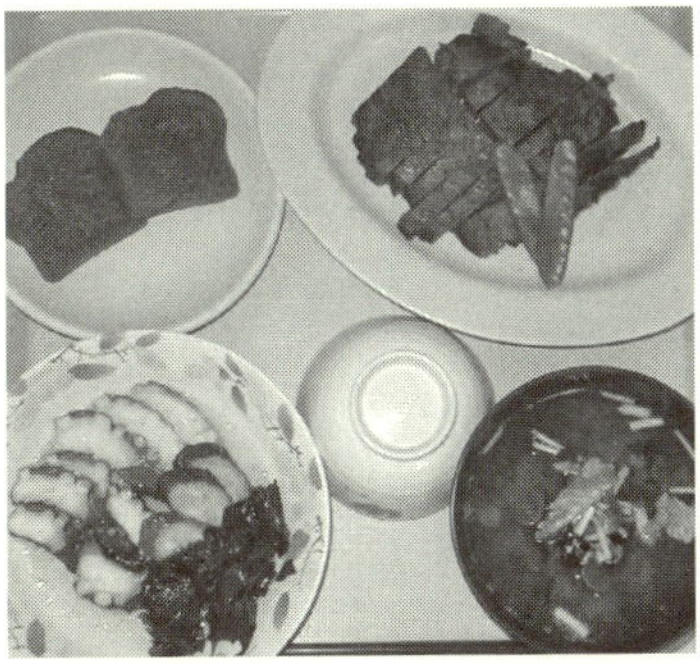

朝食

ハーブソーセージ入りオムレツ
クレープ（サワークリーム、スモークドサーモン、もやしソテー、ツナ缶）
豆腐スープ（サンショ入り）
牛乳

昼食

とりのごま揚げ（とりもも肉、塩、コショウ、生姜汁、A粉、たまご、洗いごま、ハーブ（飾り））
サンマ開き
ザルそば（青ねぎ、わさび、きざみのり）
＊そばつゆ（Dr. 荒木特製）

夕食

牛ステーキ（ミラクルソルト、きぬさやボイル）
酢の物（わかめ、たこ、きゅうり、酢、サラダ油、塩、コショウ）
＊きゅうりは薄切り塩をする
みそ汁（しじみ、みつば）
食パン2切
バター

７日目

朝食

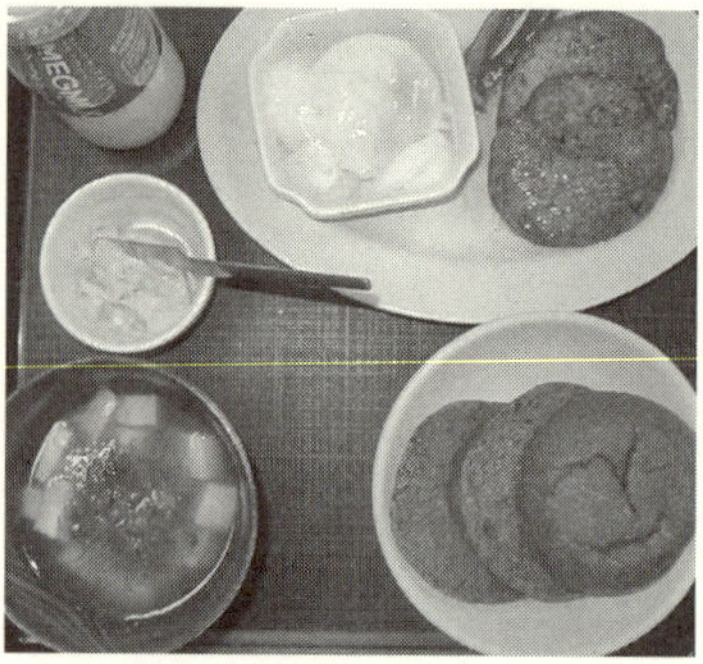

手作りソーセージカラシマヨネーズ添え
温泉たまご
パプリカのピクルス
豆腐・青さのスープ
バンズ
バター
牛乳

昼食

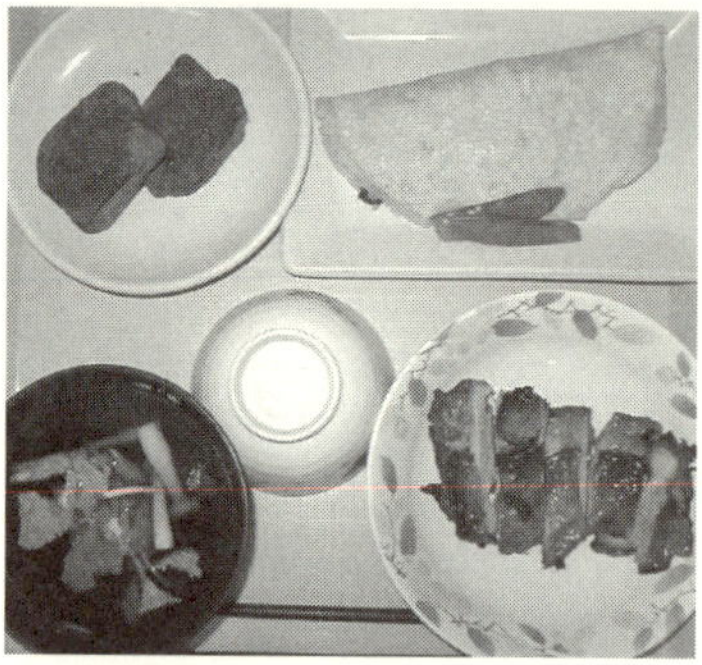

オムレツ（とりミンチ、しょう油、酒、水溶きステビア、ニラ、たまご、きぬさやボイル）
とりの香り焼（とりもも肉、しょう油、酒、水溶きステビア、大葉）
清汁（えび、しめじ、みつば）
食パン2切
バター

夕食

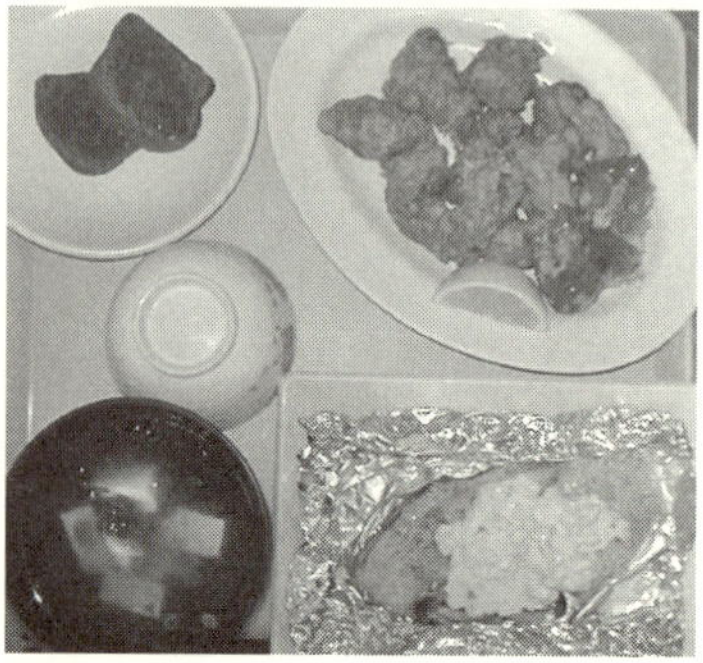

サケのボイル焼タルタルソース添え（塩、にんにく、しめじ、ゆでたまご、マヨネーズ）
てんぷら（えび、とりもも肉、塩、コショウ、ピーマン、A粉、たまご、レモン）
清汁（わかめ、木綿豆腐）
食パン2切
バター

その他の料理

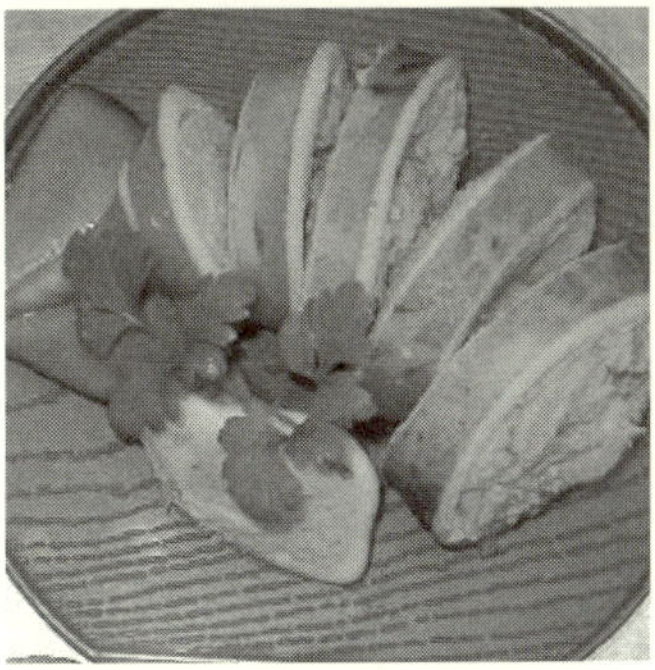

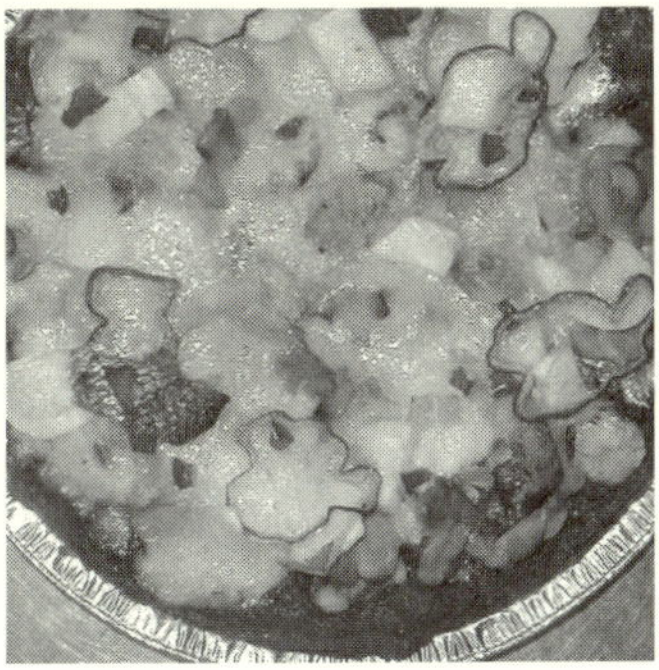

◇粉高野のイカ詰め

イカ
詰め物（粉高野、イカの足粗みじん、とりミンチ、しいたけ粗みじん、たまご、出し汁）
作り方）
イカの中に詰め、出し汁をヒタヒタに入れ、しょう油、酒、水溶きステビアで味付け15分煮る。

◇各種ピザ

台：小麦を使わない特製ピザ粉使用
ピザソース（自家製トマトソース）：市販の物は砂糖類入りの物は選ばない。量はできる限り少量にとどめる。
トマトソースの材料）
トマトピューレ　1カップ
ローリエ　1枚
とりがらスープ　1カップ
塩、コショウ　少々
にんにく　1片
オーリブ油　大さじ1
オオバコ種皮粉末　少々
オレガノ　少々
タバスコ　少々
スイートワン　少々
作り方）
にんにくスライスをオリーブ油で炒め、香りが出たら、トマトピューレ、ローリエ、とりがらスープを入れ、5~6分煮る。スパイス類を入れ5~6分煮、あくをとる。塩、コショウ、必要な場合はスイートワンで味を整える。とろみがほしい場合オオバコ種皮を入れる。
ピザの具材）
たまご
シーフード
ハム・ソーセージ
牛・豚・とり
チーズ
※注意
・とりがらスープ――全て自家製
・酒――料理酒ではなく、大吟醸または焼酎を使用
・ソーセージ――ハライコ製や燻屋製で糖類不使用の物
・粉類――全て特製

しをしておく
2. ボウルに②と④の 1/4 を加えあわ立て器でよく混ぜ合わせなめらかにする
3.「2」に③と「1」を加え混ぜ合わせる、残りの④と⑤を入れよく混ぜ、⑥と⑦を合わせ溶きほぐした物を少しずつ加える
4.「3」に⑧⑨⑩を加えながらよく混ぜ合わせ、⑪をふるいながら加える
5.「4」をケーキ型に入れ 150 度に余熱してあるオーブンに入れ表面に焼き色がつくまで焼く (50~60 分)

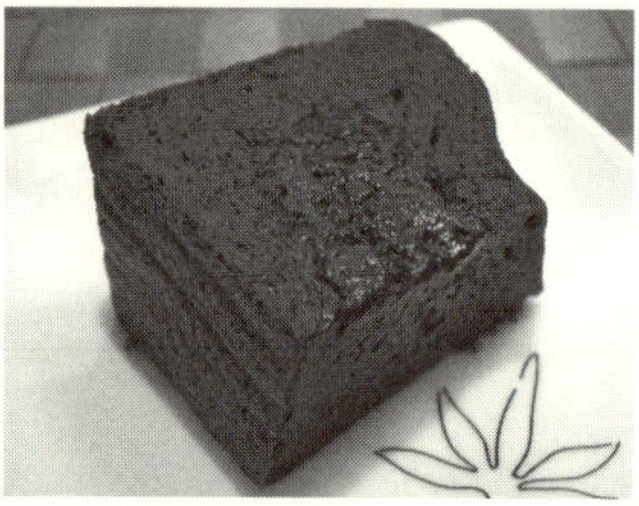

ガトーショコラ

① Dr 荒木のダイエットショコラ
1 カップ (160g)
②スイートワン　80g
③無塩バター　80g
A ④ココアパウダー　40g
⑤特製クレープ粉　大さじ 2
⑥ベーキングパウダー　小さじ 1.5 (4g)
⑦全卵　4 個

ー調理方法ー

1. ハンドミキサーで③を溶かす。②を入れて混ぜる時⑦を 4 回に分けて入れる。①を入れる
2.「1」に A をふるい入れてハンドミキサーで滑らかにする
3. ケーキ型にバターを薄く塗り「2」を流し入れる
4. 180 度で 25 分焼く
※焼き加減を見て 35 分位まで時間調整する。

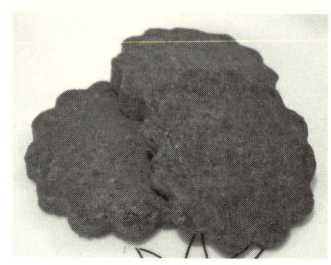

クッキー

①無塩バター　100g
②スイートワン　70g
③特製クレープ粉　180g
④甘くした小豆の皮　10g
⑤全卵　2 個

ー調理方法ー

1. ①は 1cm 角に切り使う直前まで冷蔵庫に入れる
2. ②と③をふるっておく
3.「2」をボウルに入れ「1」を入れ、刻み混ぜる
4.「3」に④と⑤を加え粉っぽさがなくなるまでよく混ぜる
5.「4」をラップに包み冷蔵庫で一晩寝かせる
6.「5」を麺棒で厚さ 5mm に伸ばす好みの形にし、180 度のオーブンで 12 分~ 15 分焼く
※「1」「2」をフードプロセッサーにかけてもよい。

スイーツ

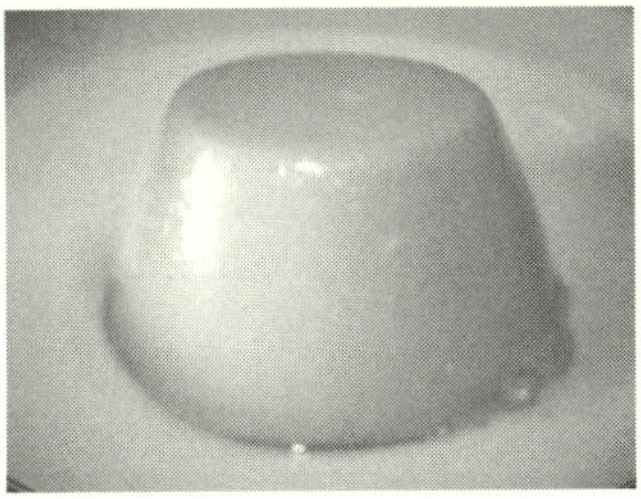

プリン

①全卵　3個
②牛乳　600cc
③スイートワン　大さじ3
④ゼラチン　小さじ3（夏場は+1）
⑤バニラエッセンス　適量

ー調理方法ー

1. ④を水でふやかす
2. ①をよくほぐし②③とよく混ぜる
3.「2」を暖めて「1」を溶き入れる
4. ⑤を「3」に加える
5.「4」をプリン型に流し込み冷やし固める

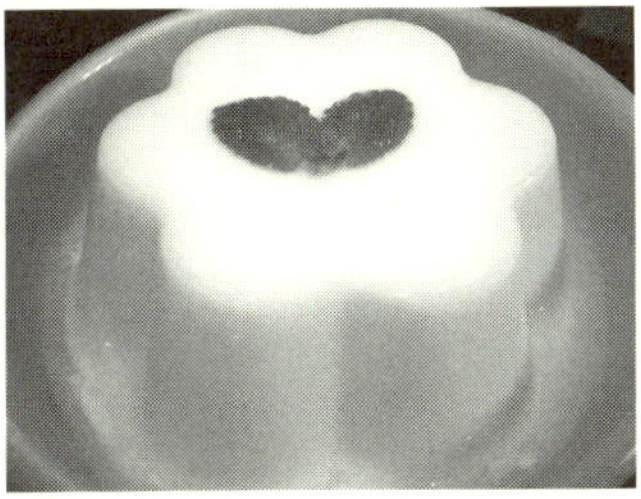

ヨーグルト入り牛乳プリン

①牛乳　500ml
②ヨーグルト　125ml
③スイートワン　大さじ1.25
④ゼラチン　小さじ3（夏場は+1）

ー調理方法ー

1. ④を水でふやかす
2. ①をゼラチンが溶ける程度に温め、③と「1」を溶かし入れる
3.「2」の荒熱が取れた頃②をほぐし入れる
4.「3」をプリン型に入れ冷やし固める

ワンポイント／食べる際はゆずの汁をかけるとひと味違うスイーツになる。

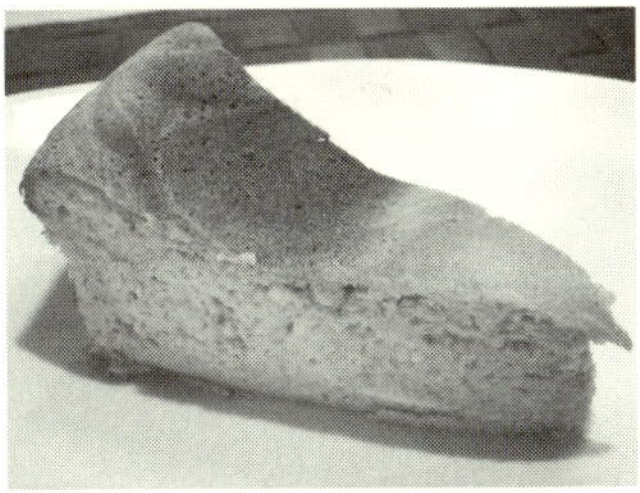

ベイクドチーズケーキ

①絹ごし豆腐　400g
②クリームチーズ　300g
③サワークリーム　180g
④スイートワン　200g
⑤塩　少々
⑥全卵　2個
⑦卵黄　2個
⑧バニラエッセンス　少々
⑨レモン汁　大さじ2
⑩ラム酒　大さじ4
⑪特製クレープ粉　大さじ4

ー調理方法ー

1. ①をキッチンペーパーで包み重しを乗せ20分以上しっかり水気を切り裏ご

理想の自分になるためのチェックシート

BMI指数で肥満度をチェック！

体重(kg)÷(身長m)^2=BMI

●例　53kgで160cmの人は
53(kg)÷(1.6m)^2＝約20.7
という計算になります。

BMI指数

19.8未満…………… やせ気味
19.8以上24.2未満 … 普通
24.2以上26.4未満 … 太り気味
26.4以上…………… 肥満

月　　日　の自分

	体重	体脂肪率	BMI指数	ウエスト	ヒップ
スタート	kg	%		cm	cm
↓	↓	↓	↓	↓	↓
目　　標	kg	%		cm	cm

月　　日(　　週間後)

	体重	体脂肪率	BMI指数	ウエスト	ヒップ
実　　際	kg	%		cm	cm
↓	↓	↓	↓	↓	↓
目　　標	kg	%		cm	cm

月　　日(　　週間後)

	体重	体脂肪率	BMI指数	ウエスト	ヒップ
実　　際	kg	%		cm	cm

理想の自分

体重	体脂肪率	BMI指数	ウエスト	ヒップ
kg	%		cm	cm

月　　日　クリア

Week Diary

食事／何をどれだけ食べたか細かく記入。
運動／何をしたか細かく記入（体調も入れる）。

	／ Mon	／ Tue	／ Wed	／ Thu	／ Fri	／ Sat	／ Sun
（食事）6:00							
12:00							
18:00							
24:00							
運動							

食事での目標！

運動での目標！

メモ

体重・体脂肪率グラフ

	スタート時	3週間後の目標	(　　)週間後の目標	結果	ウエスト
体重	kg	kg	kg	kg	cm→　　cm
体脂肪率	%	%	%	%	

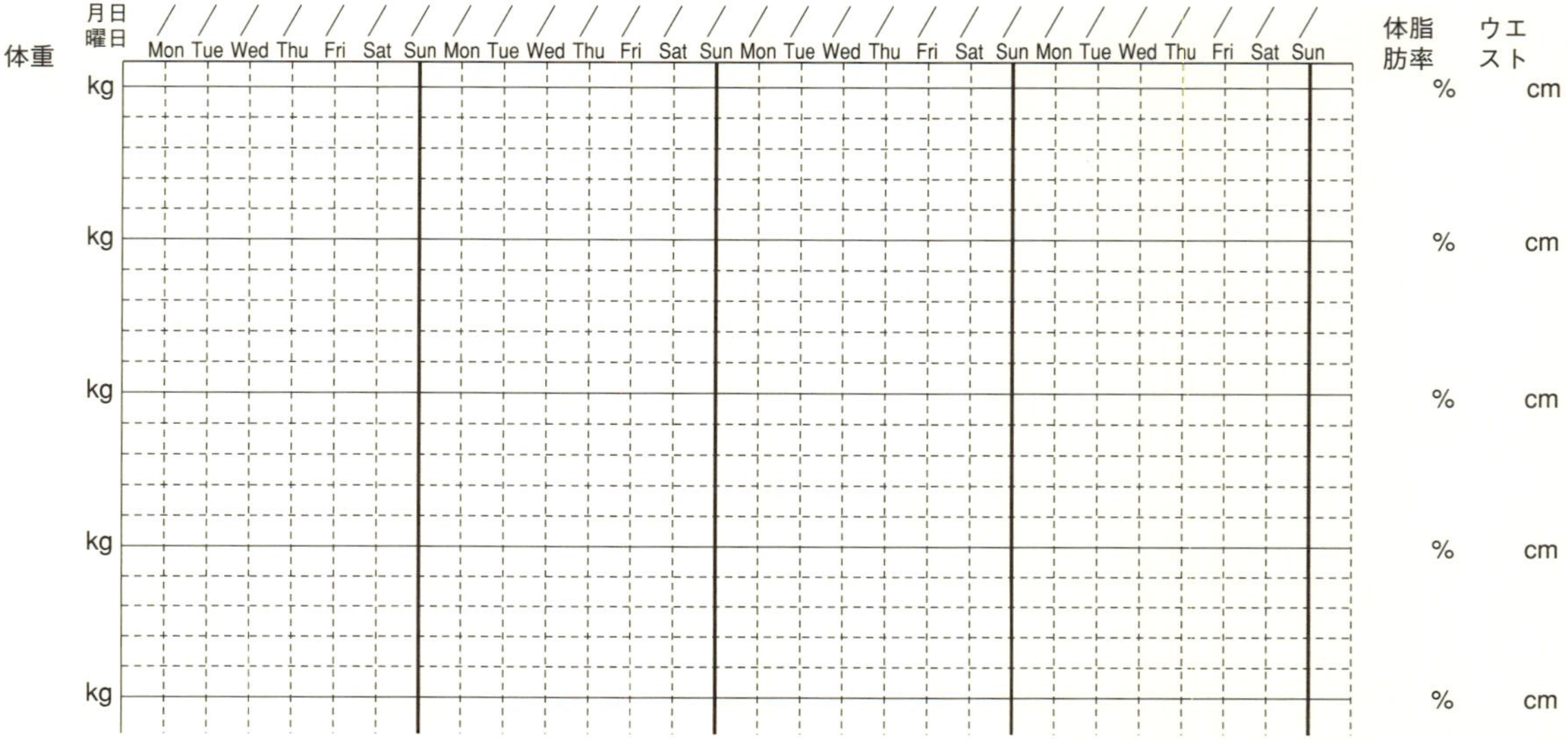

【本書のお問い合わせ先】
崇高クリニック
〒675-0012
兵庫県加古川市野口町野口129-67
TEL：079-426-4480　FAX：079-426-4618
ホームページ：http://www.suko-clinic.jp/

薬《くすり》もインスリンもやめられた! 新《あたら》しい糖尿病治療《とうにょうびょうちりょう》

2008年2月15日　初版第1刷
2010年10月18日　　第4刷

著　者 ―――――― 荒木裕《あらきひろし》
発行者 ―――――― 坂本桂一
発行所 ―――――― 現代書林
〒162-8515　東京都新宿区弁天町114-4
TEL／代表　03(3205)8384
編集　03(3205)8882
振替／00140-7-42905
http://www.gendaishorin.co.jp/
カバー・本文デザイン ― (株)クリエィティブ・コンセプト
本文イラスト ―――― 遠藤主税

印刷・製本：広研印刷(株)
乱丁・落丁本はお取り替えいたします
定価はカバーに
表示してあります。

ISBN978-4-7745-1103-0 C0047

肉食健康
ダイエット　　荒木裕

糖尿病
治療

現代書林

肉食ダイエット